Clinical Provisional Restoration

VISUAL プロビジョナル・レストレーション

序

プロビジョナルは支台歯形成と同様、クラウン治療の要である

　プロビジョナル・レストレーション（以下、プロビジョナルとする）の大きな役割の一つは、プロビジョナルを装着したことによる生体の反応を次回来院時に評価し、必要であればその形態を少しずつ変更して、機能的、審美的に満足のいく理想的なクラウン形態に近づけていくことである。

　理想的なプロビジョナルは最終形とほぼ同形となるため、支台歯形成とプロビジョナルはクラウン治療の要といっても言い過ぎではない重要な処置であると考える。

　顎機能系の変更を必要とするような複雑な症例、多数歯の修復治療、高度な審美性を追求する症例においては、いずれかの時点において模型上で間接的に、主に歯科技工士が作製することもあるが、プロビジョナルは治療の初期から必要とされ、臨床的には歯科医師が口腔内で直接作製するケースが主となる。

　また、たとえ技工士が作製したプロビジョナルであっても生体の反応に応じて歯科医師が口腔内で行うリカントゥアリング（軸面などの形態修正）などは必須であり、歯科医師自身がプロビジョナルを作製し取り扱うための十分なテクニックを持つことが必要である。本書は、歯科医師が限られた時間に、口腔内でより精度の高いプロビジョナルを作るための手助けになればと思い、術者目線で書かれた。

　プロビジョナルで回復する形態は大きく分けると軸面、咬合面、そして歯肉と接する重要な臨界点であるマージン部である。咬合面（切縁）形態を回復するために必要な事項は、歯の形態学と顎運動系の知識であろう。これらは歯科医師の基本的な解剖学的知識であるため、ここでは最小限の記述にとどめる。

　本書では主に軸面に必要な事項としてスリープレーン・コンセプトを、マージン部にはエマージェンス・プロファイルをこれらの形態回復の指標として詳述する。この２つのコンセプトは桑田正博先生が提唱されたものであり、プロビジョナル作製のテクニックは「Single Crown Provisional Restorations」（医歯薬出版 .2010）での彼が行った作製テクニックを歯科医師用に簡単化したものである。すなわち、この本のすべては彼から学んだものである。桑田正博先生を抜きにしては本書はできなかった。心より感謝の意を表したい。

　茆原かおり先生、南昌宏先生からは多くのアドバイスを、西村安夫氏、植村文哉氏、崎田竜仁氏からは具体的なプロビジョナル作製について長年にわたり、多くを学ばせていただいた。感謝いたします。

２０１９年４月

西川義昌

プロビジョナルの必要性

プロビジョナルは評価して進む

　プロビジョナルの役割は、ある一定期間口腔内に形態可変のクラウンを入れ、審美性を含む機能の回復、清掃性、顎機能的な変化、周囲組織の状態等を観察、評価し、必要に応じて形態変更を繰り返すことで、より安全なクラウン形態に近づいてゆくことである。極論すればプロビジョナルがより永続性のある材質に置き換わったものが、最終的なクラウンである。

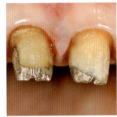

◀クラウンを除去したところ。周囲組織は炎症が見られ、ジンジバル・スキャロップの形態も審美的ではない。歯間部に見られるタトゥーから、特に隣接面部のフィニッシュ・ラインの位置設定が生物学的幅径を侵襲していると推測できるが、審美的な観点から、可能ならば外科処置を避けたいため、プロビジョナルを作製して歯肉の反応を観察する。

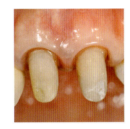

◀直接法で作られたプロビジョナルを、治療が進むにつれその形態を変更（リカントゥアリング）し、歯肉の変化を観察する。歯肉の炎症は好転し、ジンジバル・スキャロップ形態も改善されていることがわかる。

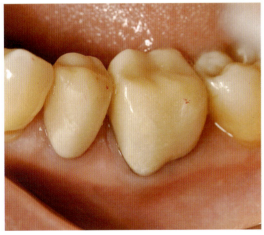
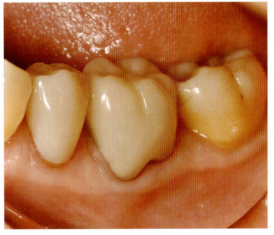

理想的なプロビジョナルは最終形とほぼ同形となる。左図は最終的なプロビジョナル、右図はCAD/CAMクラウン。ほぼ同形になっていることがわかる。

基礎編
歯の形態の基本情報

1. 歯の長軸方向 ……………………………………………………………… **08**
2. 歯種別傾斜角度 …………………………………………………………… **10**
3. 歯のサイズと形態 ………………………………………………………… **12**
　　大臼歯咬合面形態 ……………………………………………………… **13**

プロビジョナル作製のための基本情報
スリープレーン・コンセプトと
エマージェンス・プロファイル

1. **歯冠形態（スリープレーン・コンセプト Three Plane Concept）の再現** … **16**
　　スリープ―レーン・コンセプトの3つの面 ……………………………… **17**
2. **スリープレーン・コンセプトの4つの基準点** ………………………… **18**
　　中央基準点について …………………………………………………… **19**
3. **エマージェンス・プロファイル（Emergence Profile）の再現** … **20**
4. **天然歯に見られるエマージェンス・プロファイル形態** ……………… **22**
5. **スリープレーン・コンセプト + エマージェンス・プロファイル** … **26**
6. **スリープレーン・コンセプトとエマージェンス・プロファイルの再現① 前歯部** … **28**
　　スリープレーン・コンセプトとエマージェンス・プロファイルの再現② **臼歯部** **30**

Clinical
Provisional
Restoration

VISUAL プロビジョナル・レストレーション
CONTENTS

Chapter 3 作製編
形態付与の実際

1. プロビジョナル作製の一連の流れ ……………………………… 34
 最終治療形態までの一連の流れに関する考え方 ……………… 34
 準備編 ……………………………………………………………… 35

2. 前歯軸面形態の付与 ……………………………………………… 36
 ①前歯軸面形態付与の考え方（隣在歯等の目安が喪失している場合）…… 36
 ②前歯軸面形態付与の手順（隣在歯が存在する場合）………… 38
  【Technical　Advice】ヒートレスホイールの使用 …………… 43

3. 臼歯軸面形態の付与 ……………………………………………… 44
 ①臼歯軸面形態付与の考え方（隣在歯等の目安が喪失している場合）…… 44
 ②臼歯軸面形態付与（下顎6番）の手順（隣在歯が存在する場合）…… 46
  【Technical　Advice】臼歯部軸面の形態付与は大きな面で …… 48

4. 咬合面の形態付与 ………………………………………………… 49
 ①咬合面形態付与のポイント：ライニングを行うための基準点と基準線 ……… 49
 ②咬合面の形態付与の手順（下顎6番）………………………… 50
  【Technical　Advice】ライニングと削合のテクニック ……… 51
 ③上顎6番の咬合面形態付与 …………………………………… 54

5. エマージェンス・プロファイル部の形態付与 ………………… 56
 ①エマージェンス・プロファイル部のリカントゥアリングの考え方（Re-Contouring）… 58
 ②頬舌軸面歯肉縁下部の凸面豊隆の付与の手順 ……………… 60
 ③フィニッシュ・ライン部の位置が深い場合は、豊隆形態の確保を ……… 64
 ④頬舌軸面歯肉縁下部の凸面豊隆の与え方 …………………… 67
 ⑤エマージェンス・プロファイル部凸面形態のリカントゥアリング ……… 72
  【Technical　Advice】オーバー・エクステンションを避ける ……… 74
 症例で見る形態付与の流れ ……………………………………… 76

付録　ポンティック部とプロビジョナルの研磨について
 ①ポンティック部の立ち上がり凸面形態の与え方 …………… 80
 ②ポンティック部のジンジバル・スキャロップの位置 ……… 81
 ③ポンティック部の基底面の形態 ……………………………… 82
 ④プロビジョナルの研磨 ………………………………………… 84
 本書の使用器材 …………………………………………………… 86

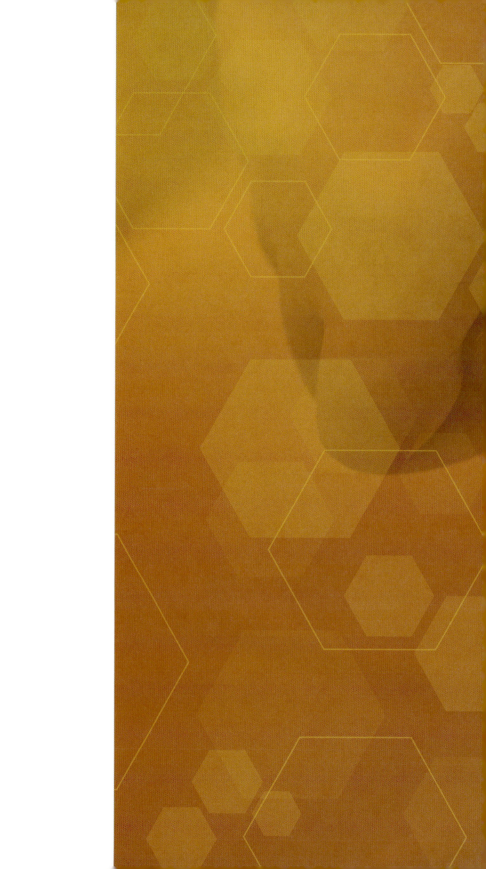

Chapter 1
基礎編

歯の形態の
基本情報

1. 歯の長軸方向

　すべての歯根は頬舌側・近遠心に傾斜している。上顎のほとんどの歯根は外側に傾斜し、下顎においては第一小臼歯までは外側に傾斜するが、第二小臼歯以降は内側に傾斜する。歯根の方向を歯の長軸方向とし、プロビジョナルでは主に頬舌的傾斜に着目する。

　臨床においては、しばしば歯冠部が崩壊した状態でプロビジョナルを作製することになるが、長軸方向にプロビジョナルを作製しておけば、脱離に対する抵抗性が最大限確保できる。あらかじめプロビジョナルを長軸方向にあわせて作製することで、レジンコアを口腔内で処置し支台歯形態が変更されても、プロビジョナルをあわせやすいという利点もでてくる。

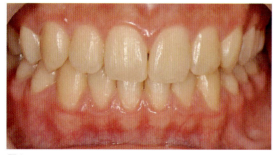 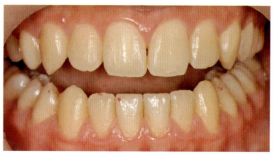

図 1 a　　　　　　　　　　　　　　　　　　　図 1 b

図 1a、b　歯冠を見ると歯はまっすぐ生えているように見える。歯根方向と歯冠中央部の面に角度差のためにそのように見えるが、実際は歯根は頬舌・近遠心に傾斜している。

すべての歯は頬舌側、近遠心に傾斜している

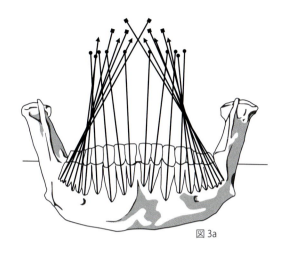

図 3a

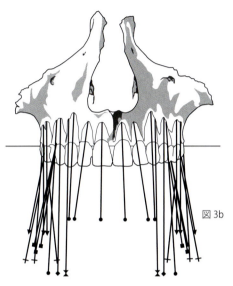

図 3b

(Dempster WT et.al、1963 より改変)。

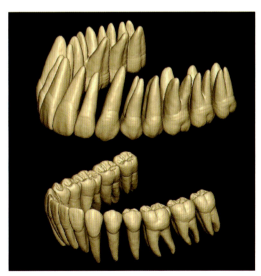

図 4

Chapter 1　基礎編　歯の形態の基本情報

2. 歯種別傾斜角度

　歯の長軸方向を認識することはプロビジョナル、レジンコア処置、支台歯形成のようなクラウン治療のための処置のみならず、すべての歯科治療で役に立つ。本表で示す傾斜角度は、正中線（垂直線）からの角度差である。マイナスは頬舌的傾斜度においては内側、近遠心的傾斜度においては歯根の近心方向への傾斜である。

歯の頬舌的傾斜角度							
歯種	1	2	3	4	5	6	7
上顎	30°	30°	20°	10° （頬側根）	10°	15° （舌側根）	10° （舌側根）
下顎	20°	20°	15°	10°	-10°	-15° （近心根）	-20° （近心根）

表1

歯の近遠心的傾斜角度							
歯種	1	2	3	4	5	6	7
上顎	0°	-5°	15°	10°	10°	10°	10°
下顎	0°	0°	5°	5°	10°	10°	15°

表2

歯の長軸方向の重要性

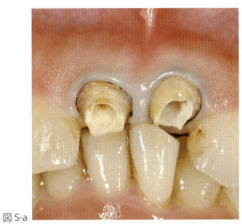

図 5-a
1̲|1 のクラウンを除去。前医の支台歯形成の長軸方向が不適正なため、見誤らないよう長軸方向を考慮してプロビジョナル・クラウンを口腔内で作製する。

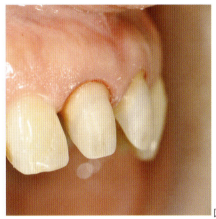

図 5-b
口腔内で直接法のレジンコアをたてる。長軸方向を考慮したコア処置が回復されているため、支台歯の十分な長さが確保されている。

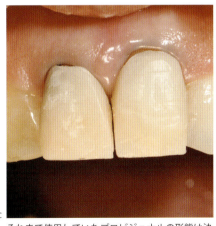

図 5-c
それまで使用していたプロビジョナルの形態は決して良くはないが、長軸方向を考慮して作製されていたため、プロビジョナルの内面をくり抜くだけで定位置に戻る。

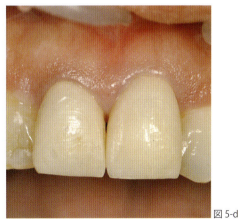

図 5-d
プロビジョナルの内面をウォッシュし、形態修正（リカントゥアリング）を行う。

Chapter 1 基礎編 歯の形態の基本情報

3. 歯のサイズと形態

　歯の平均的なサイズを知っておくことは、プロビジョナルを作製する時にとても役に立つ。

　本表で示す長さはCEJからのものであり、臨床的歯冠長はこれよりも約1mmほど短くなる。前歯部の近遠心幅径は臨床歯冠長の約0.8倍になる。

　また、上顎6番の近遠心径は約11mm、頬舌径は約12mmであるのに対し、下顎6番の近遠心径は約12mm、頬舌径は約11mmとなる。上下の7番は、6番よりも少し小さくなる。

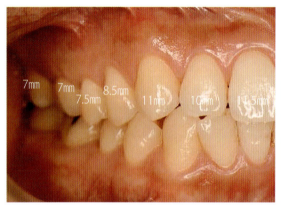

図6a

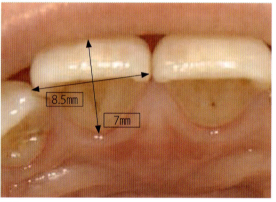

図6b

歯のサイズ

	歯種	1	2	3	4 頬側	4 舌側	5 頬側	5 舌側	6 頬側	6 舌側	7 頬側	7 舌側
上顎	歯冠長	11.5	10	11	8.5	7	7.5	6.5	7	7	7	6.5
	近遠心径	8.5	7	8	7.5		7		10.5		10	
	頬舌径	7	6.5	8	9.5		9		11.5		11.5	

表3a

	歯冠長	9	9.5	10.5	8	5.5	7.5	6	7.5	6.5	7	6
下顎	近遠心径	5.5	6	7	7		7.5		11.5		11	
	頬舌径	6	6	8	8		8.5		11		10.5	

表3b

（mm）

大臼歯咬合面形態

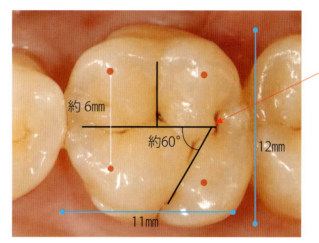

プロビジョナルと支台歯形成においては、このように舌側溝を遠心小窩からスタートさせたほうがミスが少なくなると考える。

図 7a

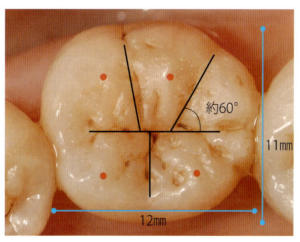

図 7b

　上下顎の6番を例にとる。表の値を四捨五入すると上顎6番の頬舌径は12mm、近遠心径は11mmになる。対して下顎6番は、頬舌径11mm、近遠心径が12mmとなる。上顎の頬側溝は、中央溝を二分して直交しており、舌側溝は遠心溝付近から中央溝に約60°で斜走する。
　下顎の舌側溝は中央溝を二分して直行しており、頬側遠心溝は中央溝に約60°で斜走する。咬頭頂間距離は、小臼歯も大臼歯も約6mmとなる。
　上顎6番のプロビジョナルを作製する際、舌側溝は実際は少し中央に寄っているが、遠心小窩からスタートさせてよいと考える。

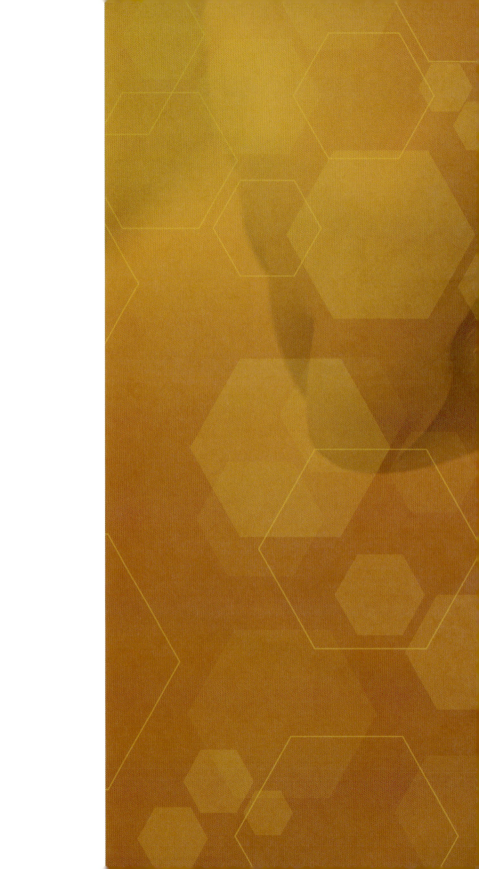

Chapter 2

プロビジョナル作製のための
基本情報

スリープレーン・
コンセプトと
エマージェンス・
プロファイル

Chapter 2 プロビジョナル作製のための基本情報　スリープレーン・コンセプトとエマージェンス・プロファイル

1. 歯冠形態 (スリープレーン・コンセプト・Three Plane Concept) の再現

　プロビジョナルのみならず、クラウンの軸面形態の回復に最も有効な概念がスリープレーン・コンセプトである。スリープレーン・コンセプト（Three Plane Concept）とは、「天然歯の側面を観察すると、歯冠形態は基本的には各側面とも3つの面によって構成されている」というもので、初めは Three Plane Method と呼ばれ、クラウン作製時における造形の指標として桑田が提唱したものである（1977）。

　頬舌側面のスリープレーンは、頬舌側軸面の CEJ から歯頚部最大豊隆部までの歯頚基準面、中央部の比較的フラットで大きな面の中央基準面、そして歯の歯冠側 1/3 から咬頭頂、切端にかけて内側に傾斜する咬頭（切縁）基準面からなる。

　プロビジョナルの軸面形態においては、主に隣在歯に見られるスリープレーンを参考にして、この3つの基準面に調和した軸面形態を付与すればよいことになる。3つの面を決定する4つの基準点は CEJ、歯頚基準点（サービカル・ピーク）、中央基準点、咬頭基準点（咬頭頂）、切縁基準点（切端）である。

My Note

スリープレーン・コンセプトの3つの面

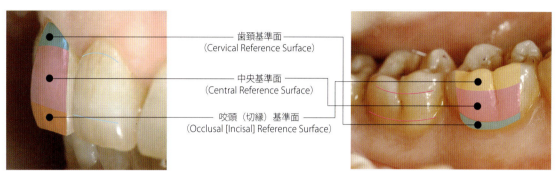

図8

歯頸基準面	CEJ～歯頸基準点（サービカル・ピーク）
中央基準面	歯頸基準点（サービカル・ピーク）～中央基準点
咬頭（切縁）基準面	中央基準点～咬頭、切縁基準点

表4

Chapter 2 プロビジョナル作製のための基本情報　スリープレーン・コンセプトとエマージェンス・プロファイル

2. スリープレーン・コンセプトの4つの基準点

　スリープレーン・コンセプトの3つの面を決定する4つの基準点はCEJ、歯頚基準点（サービカル・ピーク）、中央基準点、咬頭（切縁）基準点（咬頭頂、切端）である。

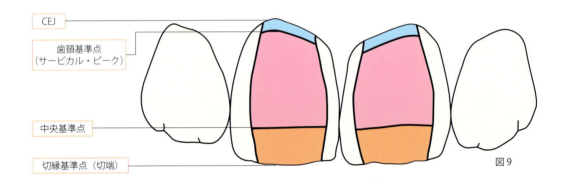

図9

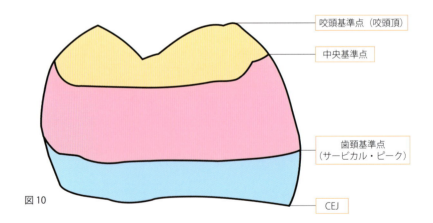

図10

中央基準点について

CEJ、サービカル・ピーク、切端、咬頭頂は基準点として明確である。
　中央基準面から咬頭（切縁）基準面に向かって内側傾斜するラインアングル部を中央基準点と呼ぶ。中央基準点は歯冠側約1/3にあり、歯種によって差はあるものの、切端、咬合面に向かって内側傾斜を始める位置は、観察によってかなり明確に確認することができる。これによりスリープレーン・コンセプトを決定する4つの基準点が明確になる。

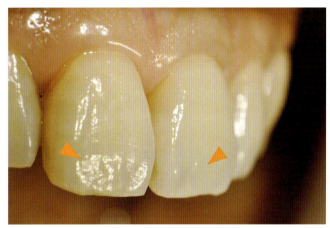

図11　上顎1番に見える中央基準点

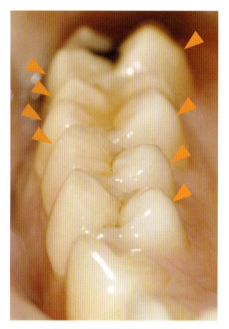

図12　上顎臼歯部に見える中央基準点

Chapter 2　プロビジョナル作製のための基本情報　スリープレーン・コンセプトとエマージェンス・プロファイル

3. エマージェンス・プロファイル（Emergence Profile）の再現

　エマージェンス・プロファイルとは、歯頸部付近の歯肉溝底部から歯肉縁をすぎサービカル・ピークまでの歯もしくはクラウンの側面形態を指した修復学的概念で、スリープレーン・コンセプトにおいては歯頸基準面にあたる部分の側面形態である。頬舌面部は凸面形状、隣接面コンタクト下方部は凹面形状、隅角部は凸面と凹面の移行形態としてストレート形状となる。主にフィニッシュ・ラインを歯肉縁下に設定した時の、フィニッシュ・ラインからサービカル・ピークにかけてのクラウンの豊隆形態の付与に関係する。

　この部の形態が適切に回復されていないと、遊離歯肉部に強い圧がかかったり、もしくは適切な位置に遊離歯肉を維持することができなくなり、炎症を起こし健康で審美的なジンジバル・スキャロップ形態を維持することが難しいと考えられている。

　エマージェンス・プロファイルを適正に再現することで健康な周囲組織の維持が図られ（Tissue Retention, Tissue Supportable Contour）、かつ審美性の回復が行える。プロビジョナルにおいては、サービカル・ピークなどの歯頸部付近からマージン部にかけての形態付与に最も有効な概念である。臨床的には口腔内で周囲組織や審美性を観察しながら、付与した形態が適正かどうかを評価して進む。

My Note

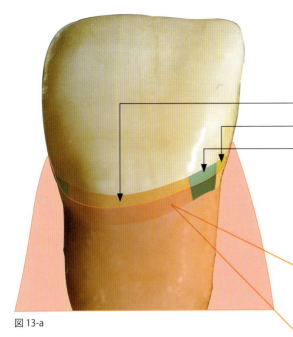

図 13-a

頰舌軸面	凸面形状
隣接面コンタクト下方	凹面形状
隅角部	ストレート形状

エマージェンス・プロファイルは歯の全周にわたって存在し、凸面形状を持つ頰舌軸面部と、凹面形状を持つ隣接面コンタクト部下方、ストレート形状を持つ4つの隅角部からなる。

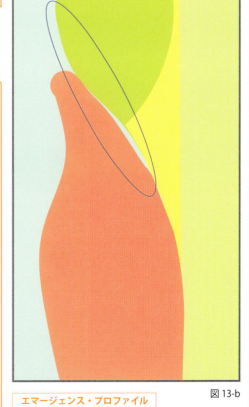

エマージェンス・プロファイル

図 13-b

4. 天然歯に見られるエマージェンス・プロファイル形態

　天然歯に見るエマージェンス・プロファイル形態。特に隅角部のストレート形態に注目してほしい。
クラウンではこの部が過豊隆になることが多く、清掃性や審美性の低下を招く。

前歯

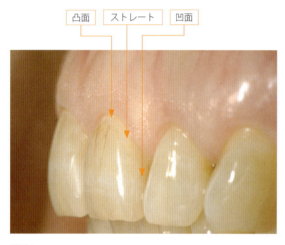

図14-a

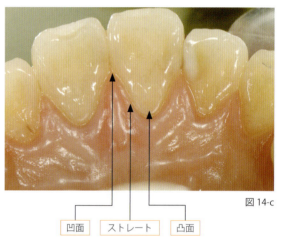

図14-c

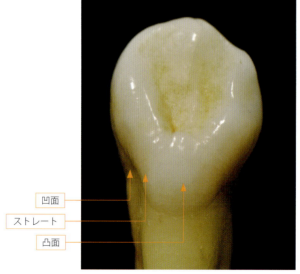

図14-b

臼歯

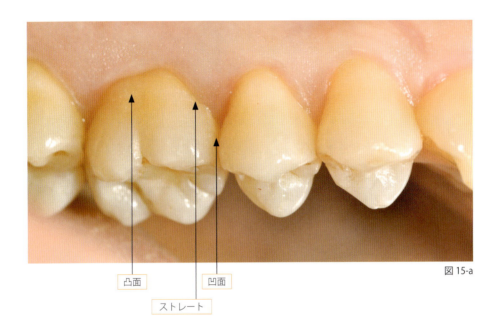

凸面　凹面
ストレート

図 15-a

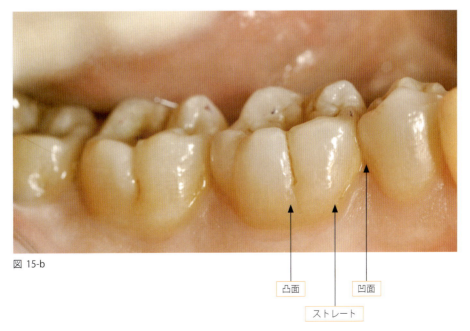

図 15-b

凸面　凹面
ストレート

Chapter 2 プロビジョナル作製のための基本情報 スリープレーン・コンセプトとエマージェンス・プロファイル

天然歯に見られるエマージェンス・プロファイル形態

エマージェンスプロファイル形態は、歯種によっても、また個体によってもその豊隆の強弱が異なり、多寡はあるもののどの歯にも見られる。頬舌面部は凸面形状、隣接面コンタクト下方部は、凹面形状、隅角部は凸面と凹面の移行形態としてストレート形状に近いものとなる。

上顎

図 16-a は上顎 3 番であるが、顕著な凸面形状と凹面形状を持つエマージェンス・プロファイル形態を有している。

図 16-a

中央基準面下部のフラット形態

凹面

凸面

凸面

ストレート

ストレート

下顎

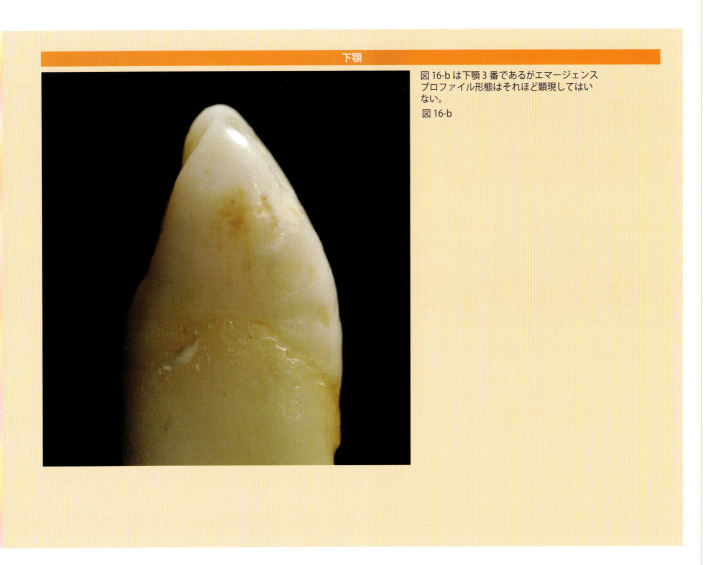

図16-bは下顎3番であるがエマージェンスプロファイル形態はそれほど顕現してはいない。

図16-b

Chapter 2 プロビジョナル作製のための基本情報　スリープレーン・コンセプトとエマージェンス・プロファイル

5. スリープレーン・コンセプト+エマージェンス・プロファイル

　口腔内でプロビジョナルを作製する時、スリープレーン・コンセプトとエマージェンス・プロファイルを基準にして軸面形態を付与するのが最も簡単で有効なアプローチと考える。

　スリープレーン・コンセプトの歯頸基準面にあたる部分がエマージェンス・プロファイル部になるため、それにのっとり前歯部と臼歯部のプロビジョナルの形態付与における注意点を述べたい。

My Note

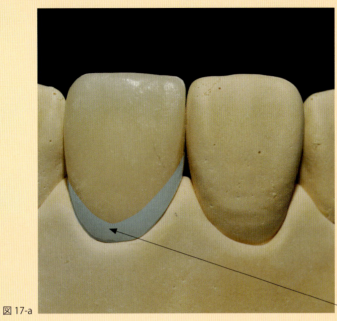

図 17-a

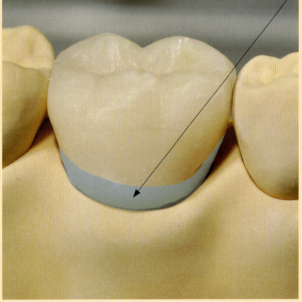

図 17-b

歯頸基準面全周にわたる歯冠豊隆形態がエマージェンス・プロファイルである

Chapter 2 プロビジョナル作製のための基本情報　スリープレーン・コンセプトとエマージェンス・プロファイル

6. スリープレーン・コンセプトとエマージェンス・プロファイルの再現① 前歯部

上顎前歯部のプロビジョナル形態付与における注意点

① スリープレーンとエマージェンス・プロファイル形態を付与する。
② 中央基準面の下部にあるフラットな面（オレンジ）はサービカル・ピークの上部にあり、隅角部のストレートな面につながる。
③ 辺縁隆線の内側にあるフラットな面（グリーン）は切縁から隅角部のストレートな面につながる。

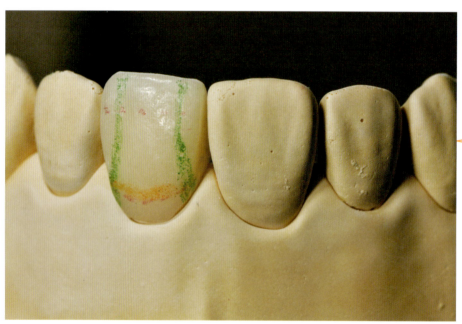

図18

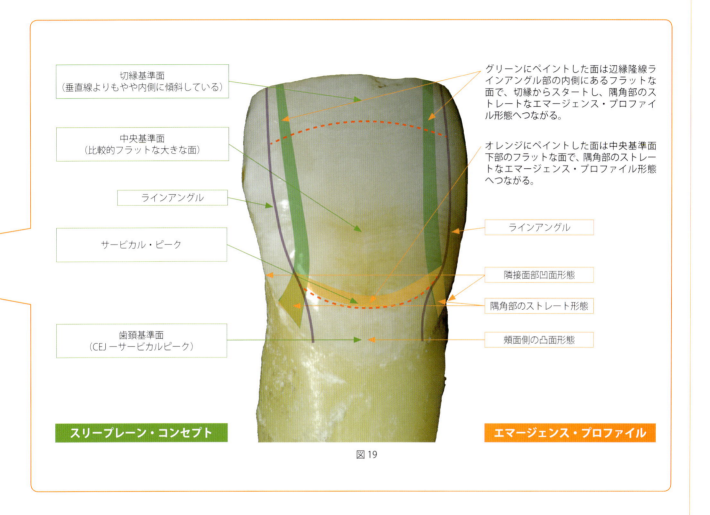

図 19

Chapter 2　プロビジョナル作製のための基本情報　スリープレーン・コンセプトとエマージェンス・プロファイル

6. スリープレーン・コンセプトとエマージェンス・プロファイルの再現② 臼歯部

下顎大臼歯部のプロビジョナル形態付与における注意点

① スリープレーンとエマージェンス・プロファイル形態を付与する。
② 中央基準面の下部にあるフラットな面（オレンジ）はサービカル・ピークの上部にあり、隅角部のストレートな面につながる。
③ 咬頭頂と辺縁隆線の間からスタートするフラットな面（グリーン）は隅角部のストレートな面につながる。遠心部は頬側遠心溝からスタートし隅角部につながる。

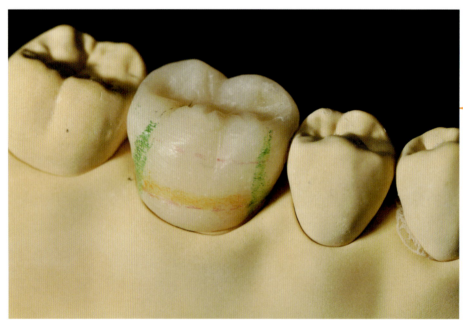

図20

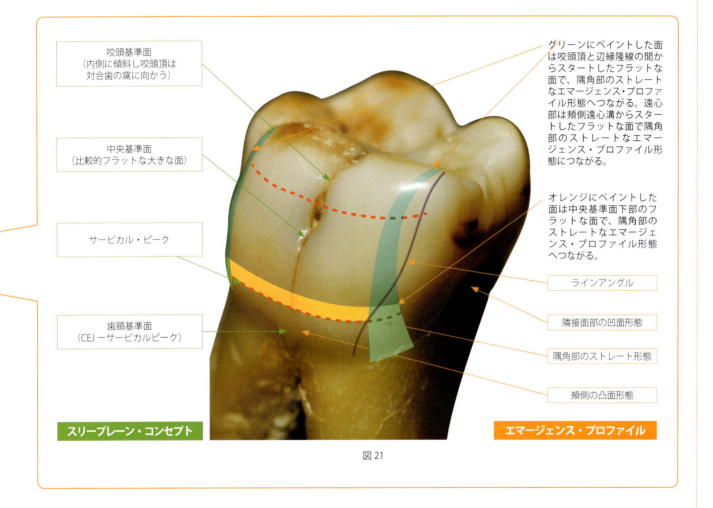

図21

Chapter 3

作製編

形態付与の実際

Chapter 3 作製編 形態付与の実際

1. プロビジョナル作製の一連の流れ

最終治療形態までの一連の流れに関する考え方

　一般的に行われているプロビジョナル作製の一連の流れを模型を使い、術者目線で説明する。臨床では、支台歯形成が終了した時点においては一般的にフィニッシュ・ライン部周囲の歯肉の状態は健康であるが、現実の臨床ではそれよりももっと前の状態、すなわち歯冠部の崩壊、カリエスの残存、歯肉の炎症の存在、歯肉出血などの悪環境下で治療をスタートするケースが多く、しかも限られた時間内でチェアサイドにてプロビジョナルを作製しなければならない。

　そのためプロビジョナルは最初から完璧ではなく、治療が進むにつれて少しずつその形態を変更し（リカントゥアリング、Re-Contouring）、必要な材料の厚みが確保されたら審美性、清掃性、顎機能などを考慮し、最終的な治療形態（Therapeutic Contour）へ進化するものであると考える。

　その性質上、プロビジョナルは基本的に口腔内で直接作製されるべきものだが、より精度の高い治療が必要なケースや審美性の追求などでは、後に間接法により作製される症例がある。

準備編

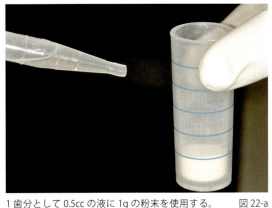

1歯分として0.5ccの液に1gの粉末を使用する。
スリーユニットブリッジであればこれの倍量程度
を使用する。

図22-a

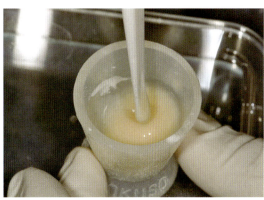

液に粉末を入れて軽く混和する。

図22-b

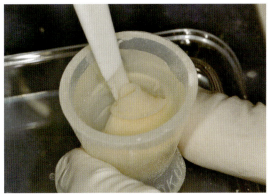

混和したレジンに水を加えて余分なモノマーを洗い
流している。各自好みの方法を選択されたい。

図22-c

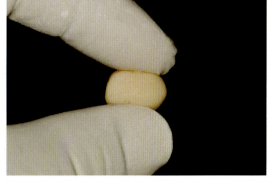

適度な餅状のダンゴにして支台歯に圧接する。

図22-d

Chapter 3　作製編　形態付与の実際

2. 前歯軸面形態の付与

①前歯軸面形態付与の考え方（隣在歯等の目安が喪失している場合）

　前歯の軸面の形態付与は基本的には、隣在歯のスリープレーンを参考にする。

　もし基準となる隣在歯等の軸面形態付与の目安が喪失している時には、頬舌的長軸傾斜からの角度差で中央基準面、正中線（垂直線）からの角度差で切縁基準面を決定する。中央基準面、切縁基準面の角度差の表を参考にされたい（表6、7）。

　歯頚基準面はエマージェンス・プロファイル形態の基準に準じ、頬舌面は正中線（垂直線）から70~75°の傾斜角を持つ涙滴状の凸面豊隆をつけ、隅角部はストレート形態、隣接面は凹面形態とする（表5）。

隣在歯等の軸面形態付与の目安になるものが喪失している時の基準に関して	
歯頚基準面 （エマージェンス・プロファイル形態に準ずる）	頬舌面はマージン部からサービカル・ピークまでで 正中線（垂直線）から70~75°の傾斜角を持つ凸面豊隆 （P68~71参照）
中央基準面 （フラットな大きな面）	長軸方向からの角度差
切縁基準面（内側に傾斜）	正中線からの角度差

表5　前歯部軸面形態

	1番	2番	3番
上顎	20°	20°	15°
下顎	20°	20°	25°

表6　中央基準面：長軸方向からの角度差

	1番	2番	3番
上顎	-5°	-5°	-10°

表7　切端基準面：正中線からの
　　　角度差マイナスは内側傾斜

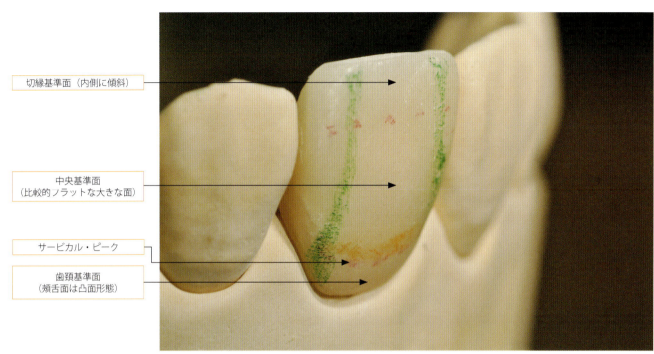

図22

Chapter 3 作製編　形態付与の実際

②前歯軸面の形態付与の手順（隣在歯が存在する場合）

上顎1番を例にとって上顎前歯の形態付与について述べる。

オレンジはラフに削り出したプロビジョナルレジンの外形とする。形態付与する順序には特に決まりはなく、症例によって変更される。

① 切端の削除（ブルー面）
　　隣在歯の切端よりやや長めの位置に、内側傾斜させて削除
② 切縁基準面の形態付与（黄色面）
　　隣在歯の切縁基準面に豊隆角度をあわせて削除
③ 中央基準面の形態付与（グリーン面）
　　隣在歯の中央基準面に豊隆角度をあわせて削除
④ 舌面の形態付与
　　隣在歯の舌面形態に相似に削除

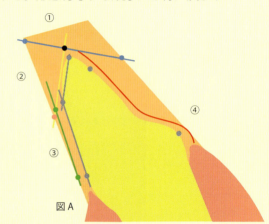

図A

軸面削除とスリープレーン

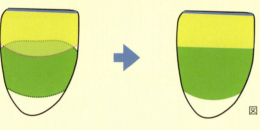

隣在歯スリープレーンの各面の豊隆角度とあわせて点線でマークし、削除を行なって軸面のスリープレーン形態を作る。豊隆角度をあわせると、例えば切縁基準面は図B-①のように長く伸びて削除されるが、中央基準面の豊隆をあわせていくと最終的には図B-②のように正しい位置になる。図Aについて、以下に詳述する。

図B-①、②

①切端削除（ブルー面）

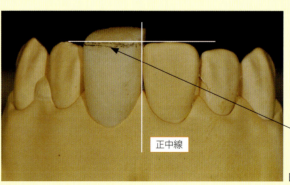

切端の削除

隣在歯の切端よりやや長めの位置にマーキング後（黒線）、舌側に内側傾斜させて、正中線に直交するように削除を行う。

正中線

隣在歯の切端よりやや長めの位置

図23

②切縁基準面の形態付与（図A・Bの黄色面）

ラフな切端の削除（ブルー面）が終わったところ。

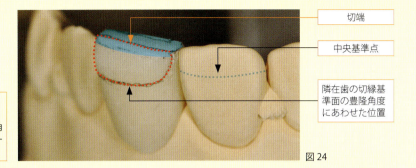

図24

- 切端
- 中央基準点
- 隣在歯の切縁基準面の豊隆角度にあわせた位置

切縁基準面の形態付与

切端と、隣在歯切縁基準面の豊隆角度にあわせた位置（赤点線）にマーキングをし、削除を行う。

③ 中央基準面の形態付与（図A・Bのグリーン面）

ラフな切縁基準面の形態付与（黄色面）が終わったところ。

中央基準面の形態付与

隣在歯の歯頸基準点（青点線）にあわせた位置（グリーン点線）と隣在歯の中央基準面の豊隆に合わせた位置（グリーン点線）にマーキングをし、削除を行う。

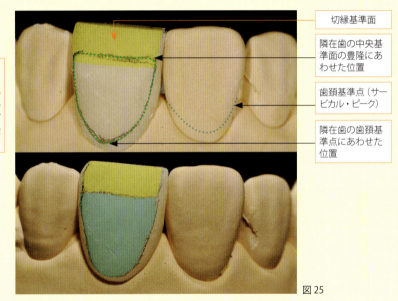

- 切縁基準面
- 隣在歯の中央基準面の豊隆にあわせた位置
- 歯頸基準点（サービカル・ピーク）
- 隣在歯の歯頸基準点にあわせた位置

ラフな中央基準面の形態付与（グリーン面）が終わったところ。

図25

④舌面の形態付与

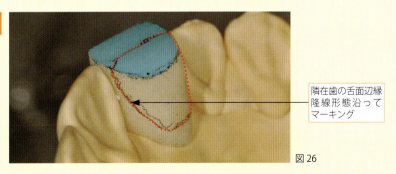

隣在歯の舌面辺縁隆線形態沿ってマーキング

舌面の形態付与

隣在歯の舌面辺縁隆線形態に沿ってマーキングをし、相似な削除を行う。

図26

Chapter 3　作製編　形態付与の実際

⑤切端部の形態付与

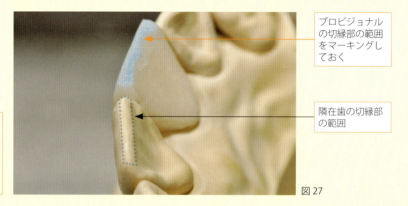

プロビジョナルの切縁部の範囲をマーキングしておく

隣在歯の切縁部の範囲

切端部の形態付与

隣在歯の切端部に合わせて、大体の範囲をマーキングしておくと、切縁の位置、幅、内側傾斜など切縁削除時の目安となる。

図 27

この後、サービカル・ピークからマージンにかけての、エマージェンス・プロファイル部の形態付与に入る。(5. エマージェンス・プロファイル部の形態付与　P.56 へ)

軸面部の形態修正

隣在歯のラインアングル、サービカル・ピーク、中央基準点を鉛筆でマーキングし、さらにプロビジョナルを形態修正していく。ここではサービカル・ピークの位置に違いが見られる。中央基準点の位置も若干の修正が必要である。

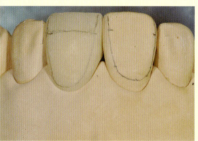
図 28-a

舌面も同様に辺縁隆線の高さ、シングラムの豊隆を臨在歯にあわせ、中央狭窄部はスプーン状に形態修正を行う。

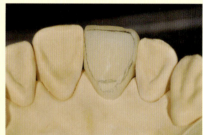
図 28-b

ヒートレスホイールなどを使用し、頰舌面のスリー・プレーンの位置、形態、豊隆をあわせていく。歯頸基準面の位置の変化に伴い、隣在歯ライン・アングル部との調和がとれてきたことが確認される。

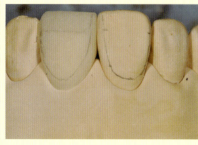
図 28-c

発音、舌感に重要な舌面が隣在歯に調和している。チェアタイムに余裕がない場合は、これでセットを行ってもよい。

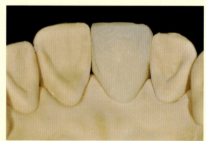
図 28-d

40

さらなる軸面部の形態修正

さらに形成修正を進める時には、以下のことに注意を払う。

前歯部の近心、遠心切縁隅角部は、審美に重要な場所である。切端隅角部や舌側隅角部にマーキングを行い、削除する角度、量、頬舌的な兼ねあいなどをシミュレートし、注意深く形態修正を進めていく。

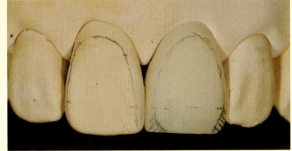

図 29-a

舌面から見たところ。舌面ラインアングル部のストレートな形態をめざしてマーキングしておく。切端部は頬側と舌側からの慎重な形態修正が必要とされる。特に遠心部の上部エンブレジャーは丸みを帯びており、頬舌からの形態修正は慎重に行う。

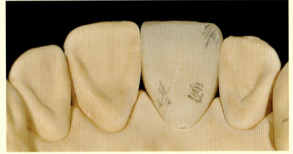

図 29-b

切端側から見たところ。舌側部が厚く、頬側面中央部での豊隆も強く見える。上部エンブレジャー形態は近心と遠心で異なる。削りすぎないように削除を進める。

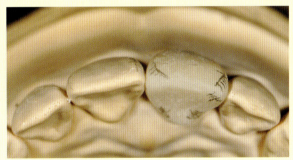

図 29-c

舌側遠心切縁部の形態修正は、このように舌側遠心辺縁隆線に沿って薄くし、頬側からの隅角部の削除形態と出会うところに、正しい長さ、角度、切縁の位置がくるように行う。

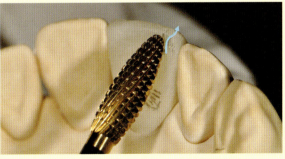

図 29-d

Chapter 3　作製編　形態付与の実際

軸面の形態修正が終了したところ

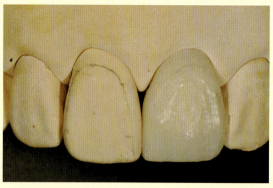

図 30-a

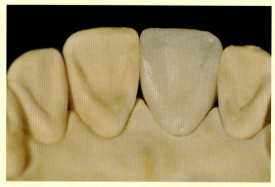

図 30-b

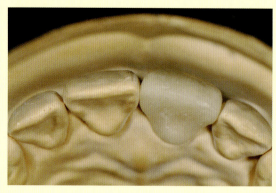

図 30-c

この後、サービカル・ピークからマージン部に向かう歯頸基準面の形態修正には、エマージェンス・プロファイル形態を与える。これに関しては「5. エマージェンス・プロファイル部の形態付与の p.58」に詳述する。

Technical Advice

ヒートレスホイールの使用

　ヒートレスホイールを低速で使用すると、隅角のライン・アングル部を残したまま、フラットな面が作りやすくなるため、その後の形態修正が行いやすくなる。前歯部においては切縁基準面、中央基準面、切端部の形態付与に優れる。

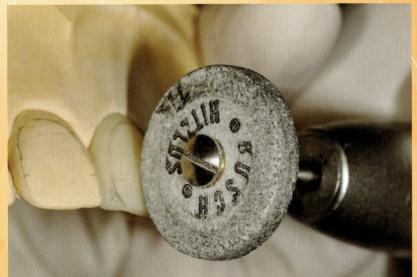

図 31-a

内側に傾斜した上顎前歯の切縁基準面のを削合しているところ。

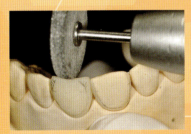

図 31-b

切端部内側をヒートレスホイールで形態修正している。こうすることで正中線に直交した切端と内側傾斜形態がたやすく得られる。

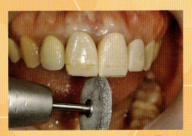

図 31-c

上顎1番の切端の形態付与。

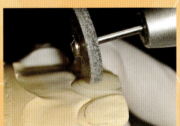

図 31-d

ヒートレスホイールを横に動かすことによって、ラインアングル部を残したまま、フラットな中央基準面の形態回復がしやすくなる。また、サービカル・ピークでの豊隆が強い場合も簡単に豊隆の高さをあわせることができる。

Chapter **3**　　作製編　形態付与の実際

3. 臼歯軸面形態の付与

①臼歯軸面形態付与の考え方（隣在歯等の目安が喪失している場合）

　臼歯の軸面形態付与は、基本的には隣在歯のスリー・プレーンを参考にする。

　もし基準となる隣在歯等の軸面形態付与の目安が喪失している時は、頬舌的長軸傾斜からの角度差で中央基準面を、そして対合歯の中央窩にむかうように咬頭基準面を決定する。中央基準面の角度差の表を参考にされたい（表9）。

　歯頸基準面はエマージェンス・プロファイル形態の基準に準じ、頬舌面は長軸傾斜から70~75°の傾斜角を持つ涙滴状の凸面豊隆をつけ、隅角部はストレート形態、隣接面は凹面形態となる（表8）。

隣在歯等の軸面形態付与の目安になるものが喪失している時の基準に関して	
歯頸基準面 （エマージェンス・プロファイル形態に準ずる）	頬舌面はマージン部からサービカル・ピークまで 正中線（垂直線）から70~75°の傾斜角を持つ凸面豊隆 （p.68 ～ 71 参照）
中央基準面 （フラットな大きな面）	長軸方向からの角度差
咬頭基準面（内側に傾斜）	機能側咬頭は対合歯の中心窩にむかう

表8　臼歯部軸面形態

		4番	5番	6番	7番
上顎	頬側	15°	15°	15°	15°
	舌側	0°	0°	15°	15°
下顎	頬側	25°	25°	20°	20°
	舌側	15°	0°	20°	20°

表9　中央基準面：長軸方向からの角度差

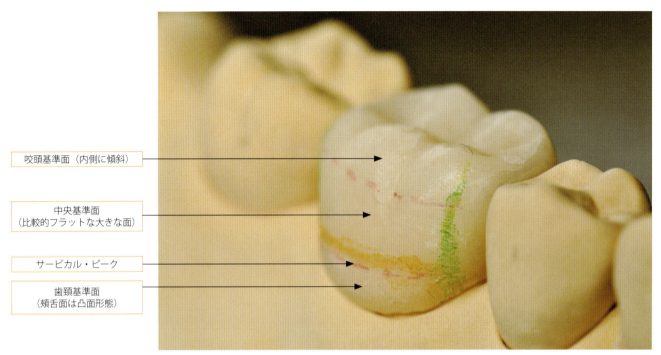

図32

Chapter 3　作製編　形態付与の実際

②臼歯軸面の形態付与（下顎6番）の手順（隣在歯が存在する場合）

　下顎6番を例にとって臼歯軸面の形態付与について述べる。オレンジをラフに削り出したプロビジョナルレジンの外形とする。形態付与する順序には特に決まりはなく、症例によって変更される。

① 咬合面の削除（ブルー面）
　隣在歯の中央溝に沿って咬合面の削除
② 咬頭基準面の形態付与（黄色面）
　隣在歯の咬頭基準面に豊隆角度をあわせて削除
③ 中央基準面の形態付与（グリーン面）
　隣在歯の中央基準面に豊隆角度をあわせて削除

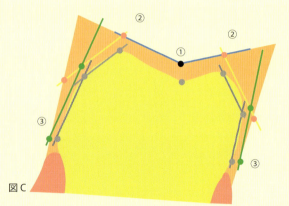

図C

軸面削除とスリープレーン

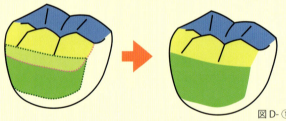

図D-①、②

隣在歯のスリープレーンの各面の豊隆角度をあわせて点線でマークし、削除を行って軸面のスリープレーン形態を作る。豊隆角度をあわせると、例えば咬頭頂基準面は図D-①のように長く伸びて削除されるが、中央基準面の豊隆をあわせてゆくと最終的には図D-②のように正しい位置になる。図Cについて、以下に詳述する。

①咬合面の削除（図C・Dのブルー面）

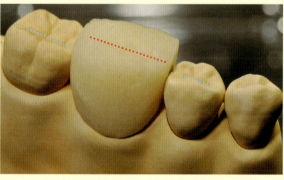

咬合面の削除
隣在歯の中央溝に沿ってマーキングし（赤点線）、ラフな咬合面の削除を行う（ブルー面）。

図33

②咬頭基準面の形態付与（図C・Dの黄色面）

ラフな咬合面の削除（ブルー面）が終わったところ。

咬頭基準面の形態付与

咬頭頂と、隣在歯咬頭基準面の豊隆角度にあわせた位置（赤点線）にマーキングをし、削除を行う。

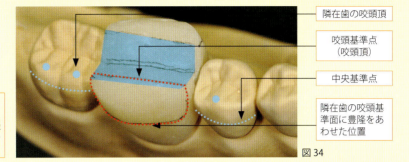

図34

- 隣在歯の咬頭頂
- 咬頭基準点（咬頭頂）
- 中央基準点
- 隣在歯の咬頭基準面に豊隆をあわせた位置

③ 中央基準面の形態付与（図C・Dのグリーン面）

ラフな咬頭基準面の形態付与（黄色面）が終わったところ。

図35

中央基準面の形態付与

サービカル・ピークと、隣在歯の中央基準面の豊隆にあわせた位置（グリーン点線）にマーキングをし、削除を行う。

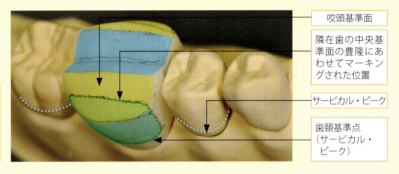

- 咬頭基準面
- 隣在歯の中央基準面の豊隆にあわせてマーキングされた位置
- サービカル・ピーク
- 歯頚基準点（サービカル・ピーク）

咬合面（ブルー面）と、咬頭基準面（黄色面）、中央基準面（グリーン面）を含む軸面の形態付与が終わったところ

ラフな軸面形態ができあがったら、後述するように、咬合面形態付与に移る。咬合面削除にあわせて軸面をさらに絞り込んでいき、最後にサービカルピークからマージンにかけての、エマージェンス・プロファイル部の形態付与に入る。

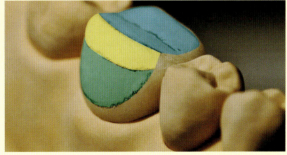

図36

Technical Advice

臼歯部軸面の形態付与は大きな面で

　軸面形態の付与は、スタンプバー（図37はHORICO 194 220 060）やヒートレスホイールなどで大きく削合することで短時間に作業が行える。またこうすることで隅角部を残したまま、均一で大きな面が作りやすくなるため、形態付与がしやすくなる。

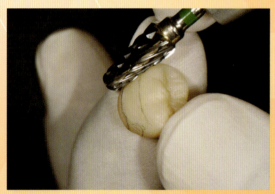

大きなスタンプバーを使うことで形態修正が短時間で行うことができるようになる。またスリープレーン形態も簡単に付与することができる。　図37-a

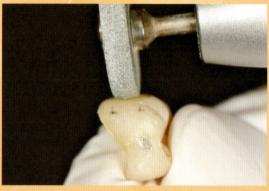

ヒートレスホイールを使って中央基準面を削合している。ヒートレスホイールを使うことで、比較的フラットな中央基準面が簡単に付与でき、、サービカルピークの豊隆度合いなども容易に修正が可能となる。　図37-b

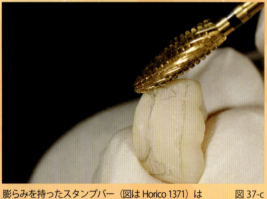

膨らみを持ったスタンプバー（図はHorico 1371）は丸みがついた形態を再現することができる。ここでは大臼歯隅角部のストレートなエマージェンス・プロファイルから凹面形態の隣接面にかけての形態修正を行っている　図37-c

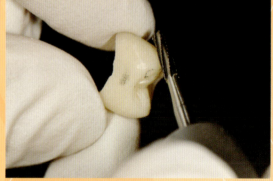

太めのフィッシャーバー（703L）は咬合面で使用するが、球面形態を持つ咬頭基準面の形態付与にも使用される。　図37-d

Chapter 3　作製編　形態付与の実際

4. 咬合面の形態付与

① 咬合面形態付与のポイント：ライニングを行うための基準点と基準線

　桑田によれば咬頭頂間距離は、小臼歯も大臼歯もおおむね 5.5～6mm に計測される。

　隣在歯の咬頭頂の位置と照らしあわせ、咬頭頂間距離約 6mm を参考にして決定するとよい。下顎 6 番の舌側溝はほぼ歯を 2 分しており、頬側遠心溝は中心溝に対して約 60°、上顎 6 番の頬側溝は、ほぼ歯を 2 分しており、舌面溝は遠心小窩からスタートし、中心溝に対して約 60° となる。

　副隆線が必要な症例では、主隆線に対して約 45° の角度で切り込み、ついで主隆線に平行にする。まず、これらの情報をプロビジョナルに鉛筆でライニングし、形態付与に入る。

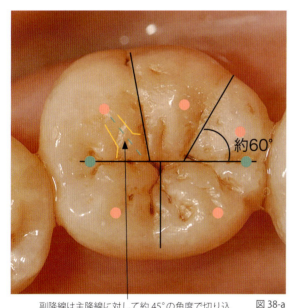

副隆線は主隆線に対して約 45°の角度で切り込み、ついで主隆線に平行にする。

図 38-a

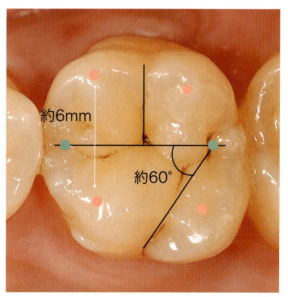

図 38-b

② 咬合面の形態付与の手順（下顎6番）

下顎6番を例にとって、軸面の形態付与後からの咬合面形態付与について説明する。

マーキングする

咬合面にマーキングを行い、削除に入る。マーキングの主な場所は、中央溝、近心小窩、遠心小窩、頬側溝、舌側溝、頬側遠心溝、主隆線、咬頭頂などである。特に頬側遠心溝の方向に注意すること。

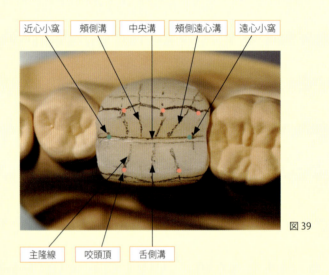

図39

Technical Advice

ライニングと削合のテクニック

咬合面の形態付与は頂、溝、窩、隆線などにライニングをした後に削除を行うとミスが少なくなる。形態付与を短時間に行うために筆者等は太めのフィッシャー・バー（図40はZIPPERER Carbide Bur HP 703L）を用いて、あらかじめマーキングしたラインに沿って形態付与を行っている（図40は下顎6番）。

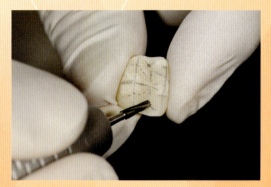
図40-a

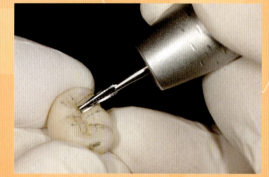
図40-b

隆線の形態付与

咬合面隆線の形態付与は、隆線形態に相似に削除を行っていくが、支台歯形成と同様に2面形成とする。

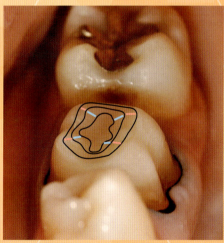
支台歯形成において、隆線部は咬合面中央溝にむかって2面形成をする。　図41-a

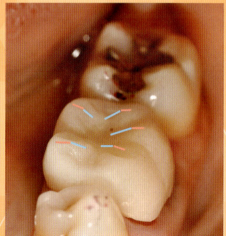
プロビジョナルにおいても隆線は中央溝にむかって2面形態を付与する。　図41-b

Chapter 3 作製編 形態付与の実際

削合する

▶マーキング

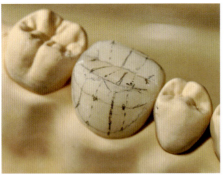

ラフに仕上がったプロビジョナル上に鉛筆でマーキングを行う。

図 42-a

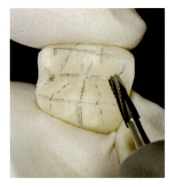

フィッシャーバーを使って咬合面の隆線と溝の形態付与を行う。

図 42-a

▶削合

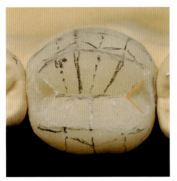

図 43-a

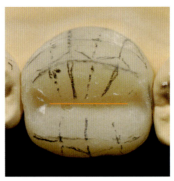

図 43-a

太めのフィッシャー・バー（図 42 は ZIPPERER Carbide Bur HP 703L）を用いて、近心小窩、遠心小窩を形成し、ついで中央溝の削合を行う。

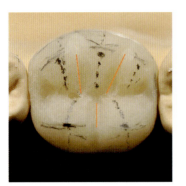

図 43-c

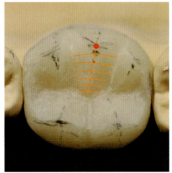

図 43-d

次に頬側溝、頬側遠心溝、舌側溝を削合し、マークした咬頭頂、隆線のピークに向けて、それぞれの咬頭の隆線形態を付与する。

52

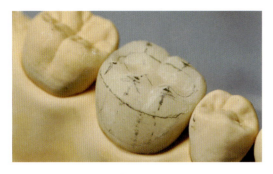 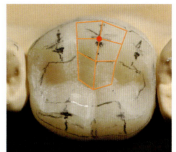

咬頭基準面にあたる軸面部に咬頭頂へむかう球面形態を付与する。同時に隆線にも2面形態を付与し、より自然な隆線形態を付与する。

図 44-a,b

▶咬合基準面の形態付与終了

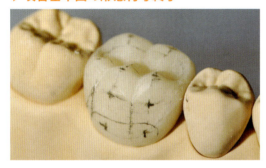 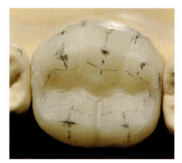

咬頭基準面の球面形態、咬合面隆線形態が付与された。

図 45-a,b

▶再度マーキングし、隣在歯の同点と豊隆をあわせる

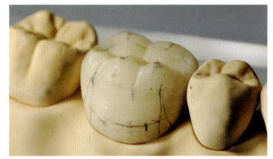

再度、中央基準点、歯頸基準点をマーキングし、隣在歯の同点と豊隆をあわせる。咬合面、軸面の形態付与が終わると、エマージェンスプロファイル形態付与に入る。これに関しては「5. エマージェンスプロファイル部の形態付与のP.58」に詳述する。

図 46

▶必要に応じて副隆線の形態を付与する

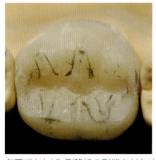 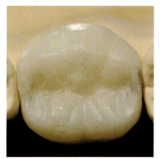 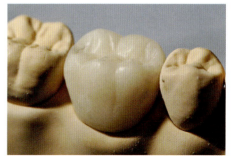

必要であれば、副隆線の形態を付与する。副隆線の形態付与については「副隆線の形態付与のP.55」を参照のこと。　　図 47-a〜c

③ 上顎6番の咬合面形態付与

　上顎6番の頰側溝はほぼ歯を2分しており舌面溝は中央溝に対して約60°で斜走する。近心小窩、遠心小窩、中央溝、頰側溝、舌側溝、咬頭頂、主隆線のピークなどを基準にしたがって印記し、削除に入る。できる限り多くの情報をプロビジョナル上にマーキングしておくと形態付与のミスは減少する。削除の順序等は、下顎6番と同様である。

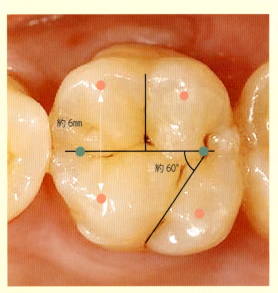

図48-a

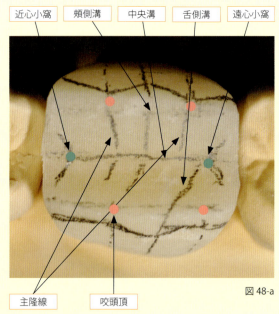

図48-a

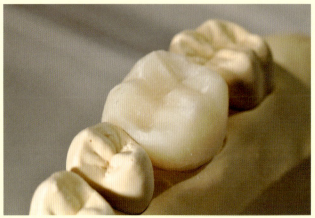

図48-c

副隆線の形態付与

　副隆線を入れる時は、太めのフィッシャー・バー（図 49 は ZIPPERER Carbide Bur HP 703L）などを用い、主隆線に対して 45°で切り込み、咬頭頂に向かうにつれて平行になるように削除する。ここでも鉛筆でマーキングを行っておくと削除方向を見失うことがない。

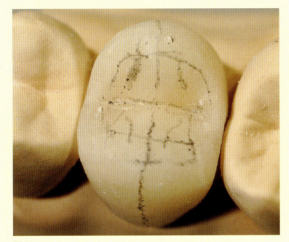

図 49-a

主隆線（青線）
副隆線（オレンジの点線）

図 49-b

咬合面接触点をフロアブルレジンで添加した症例

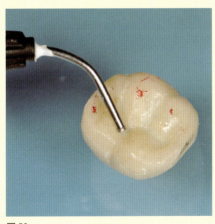

図 50-a

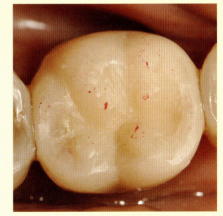

図 50-b

　咬合面接触点の、精度の高い回復が必要な症例では、フロアブルレジンを添加して咬合面接触点の回復を行う。プロビジョナル表面を一層削除した面にレジン液などで表面処理をした後に、フロアブルレジンを添加する。こうすることで、隆線上に安定した接触点を意図的に与えることが可能になる。

Chapter 3　作製編　形態付与の実際

5. エマージェンス・プロファイル部の形態付与

　エマージェンス・プロファイル部の形態付与に関しては、特に頬舌面の凸面形態の基準について詳述する。最も臨床で多く行われると推測されるフィニッシュ・ライン部の位置を変えた時などに、プロビジョナルにレジンを添加して行うリカントゥアリング（形態修正・Re-Contouring）を例にあげて解説する。臨床では内面のレジン添加をした後にこの部の形態修正を行うことが多い。

内面へのレジン添加

　支台歯周辺にマクロゴール軟膏基剤などの分離材を塗布しておく。あらかじめ試適してあったプロビジョナル内面に筆積みで即重レジンを添加し圧接する。レジン冠と外側にはみ出た即重レジンの隙間をレジンで埋めておく。重合が完了すると隣接面に入ったレジンによりプロビジョナルが撤去しづらくなるため、圧接開始時から周囲に注水し、モノマーの洗い流しと発熱に対応しつつ、プロビジョナルの抜き差しを行う。完全に硬化する前に口腔内から撤去し硬化を待つ。

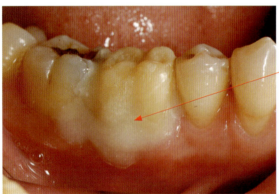

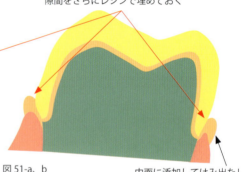

レジン冠と外側にはみ出た即重レジンの隙間をさらにレジンで埋めておく

図51-a、b

内面に添加してはみ出たレジン

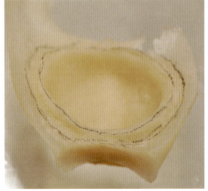

図51-c

内面にレジンを添加し、口腔内から取り出したプロビジョナル。マージン部とマージン部から約1mm離れたところ、そして隣接面コンタクト部に鉛筆でマーキングしておく。

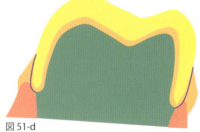

図51-d

おもにマージン部からサービカル・ピークにかけてのエマージェンス・プロファイル部をリカントゥアリングする。

内面へのレジン添加

　プロビジョナル内面へのレジン添加は、最初のプロビジョナル作製時に内面およびマージン部の適合精度をあげる目的で行われるが、支台歯形成後にフィニッシュライン部や軸面、咬合面形態に変更が生じたり、エマージェンス・プロファイル部の形態修正が必要になった時などにも行われる。

　レジン添加後に、エマージェンス・プロファイル部周辺の形態修正を行う。エマージェンス・プロファイル部周辺の形態修正を、リカントゥアリング（Re-Contouring）ともいう。

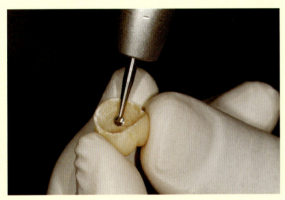

図 52-a

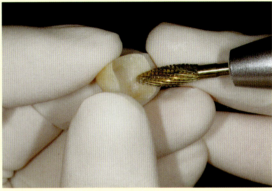

図 52-b

それまで装着されていたプロビジョナルの内面、マージン部、軸面部を一層削除してレジンの新生面を出す。削除に使用するバーは、カーバイドラウンドバー（図 52-a は ZIPPERER Carbide Burs HP 8）やスタンプバー（図 52-b は HORICO 1371）等を使用。

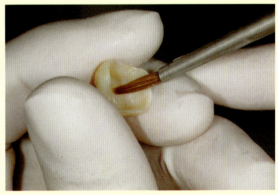

有機溶媒材として即重レジン液を十分に塗布し、接着前処理とする。塗布は内面のみならず外側の新生面にも塗布し、添加されるレジンとの間の強固な接着とギャップのない軸面形態をめざす。

図 52-c

① エマージェンス・プロファイル部のリカントゥアリングの考え方（Re-Contouring）

　フィニッシュ・ラインが歯肉縁下に設定されると遊離歯肉の維持が失われるため、歯肉を正しい位置に維持できる（Tissue Retention）ようなプロビジョナルの歯肉縁下部の軸面形態（Tissue Supportable Contour）が必要となる。

　歯肉縁下部の形態付与は、エマージェンス・プロファイルの形態基準に準拠して行う。また、支台歯形成を行うとその部の形態は変更されるため、リカントゥアリング（再形態修整）する必要性がでてくる。リカントゥアリングとは、それまで装着されていたプロビジョナルに即重レジンを添加し、軸面やマージン部などの形態の変更をすることである。

　ここでは頬舌面の凸面形態を中心にエマージェンス・プロファイル部にあたる歯肉縁下部プロビジョナルのクラウン・カントゥアの形態付与について述べる。

　リカントゥアリングの作業は最初にプロビジョナルを作製する時にも行うが、支台歯形態を変更したり、歯周組織の状態により形態修正をする時なども行うため、確定されたリカントゥアリングの時期というものはなく、状態に応じて複数回行うものである。

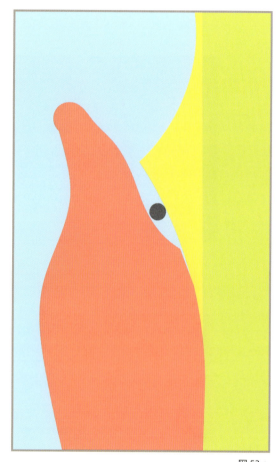

図 53-a

①歯肉縁下に設定されたフィニッシュ・ライン部に圧排糸を挿入、遊離歯肉を外側、根方向へ移動させる。

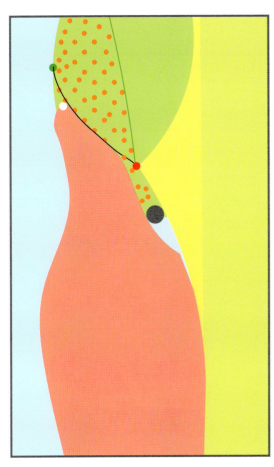

②それまで使用していたプロビジョナルの内面、マージン部に即重レジンを添加する（オレンジの点描の部分）。マージン部（赤点）とそこから約1mm離れた遊離歯肉縁を超えた位置にライニングをする（白点）。

　歯肉は外下方に移動しているため、頬舌面の適切な凸面形態はほとんどこの白点から赤点の間に存在すると考えてもよい。サービカル・ピーク（グリーン点）からマージン部（赤点）に向かって涙滴状の凸面形態を与える。この図では頬舌面について示しているが、隣接面では凹面、隅角部ではストレート形態を与える。

図 53-b

図 53-c

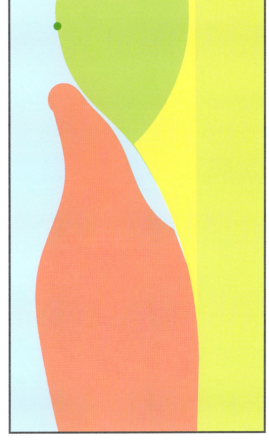

③マージン部からサービカル・ピークまで凸面形態とする。プロビジョナルを口腔内に戻すと図53-cのように遊離歯肉縁とプロビジョナルの間に隙間ができているが、これは歯肉圧排によって遊離歯肉が外側、内側に移動しているためであり、この時点でここを埋める必要性はない。

　付与した形態が適正であるかどうかは、この時点ではわからない。次回来院時にプロビジョナルを外して、その炎症の有無、ジンジバル・スキャロップの位置が審美的かどうかなどをチェックすればよい。

　足りなければその時点で再度リカントゥアリングの操作を繰り返す。歯肉内縁上皮に強い圧迫による炎症が見られる場合は、凸面形態を弱くする。

　フィニッシュラインの位置が、歯肉縁下深くに設定されている場合、圧排糸を挿入しても遊離歯肉縁が外側、根尖側方向に移動せず、逆に内側に倒れこむような場合（図57-a）は、適切な凸面形態は白点から赤点の間よりも外側にあると思われる。その場合は両方の点の間にレジンを添加しなければならない（図57-c）。繰り返し強調しておくが頬舌面には凸面形態を与え、隅角部ではストレート形態、隣接面部では凹面形態を付与する。

Chapter 3　作製編　形態付与の実際

② 頬舌軸面歯肉縁下部の凸面豊隆の付与の手順

エマージェンス・プロファイル部の形態修正

　支台歯に圧排糸を巻き遊離歯肉を外下方側に移動しておく。それまで使用していたプロビジョナルの内面とマージン部を即重レジンにてウォッシュ、硬化後、マージン部と隣接面コンタクト部に鉛筆でマーキングをする。さらにマージン部から約1mm離れたところにダブルライニングしておく。
　最初のうちはダブルライニングすることにより、2つの線の間の部分にエマージェンス・プロファイル形態である凸面、ストレート、凹面形態を再現すればよいと言うことがわかるため形態修正のイメージがしやすくなる。

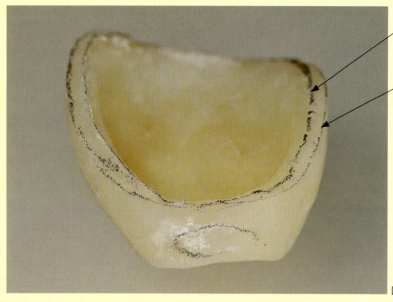

マージン部に2Bなどの少し柔らかめの鉛筆でライニングしておく

その部より約1mm離れた遊離歯肉縁を超えた部位にダブルライニングしておくとエマージェンス・プロファイル部がほぼこの中に入るという目安がつき、イメージしやすくなる

図54

エマージェンス・プロファイル部の形態修正

　スナップオンタイプの22mm径のサンドペーパーディスク（図55はMoore Disc 7/8 Garnet Medium）を使用。パームグリップで把持するとマージン部の可視化ができ、確実な操作が可能になる。オーバーエクステンション部もたやすく除去できる。隣接面部は凹面のため、ディスクをやや押しつけることでしならせて使用し、頬舌面の凸面部はディスクを被せるようにして凸面形態を再現している。そして中間部にあたる隅角部はストレート形態にする。側面が膨らんだ形態のスタンプ・バー（HORICO 1371のような）を使用して形態を付与してもよい。

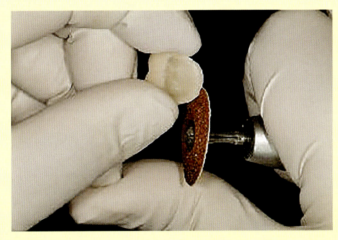

パームグリップでマージン部を目で確認しながら、頬舌面の凸面部を、ディスクを被せるようにして使用している。

図55-a

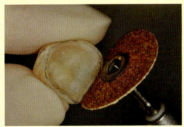

図55-b
隣接面部は凹面のためディスクをやや押しつけることでしならせて使用している。

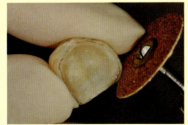

図55-c
隅角部は、頬舌面の凸面と隣接面の凹面に挟まれた移行部としてのフラットな面であり、ストレートに当てフラットな面を作る。

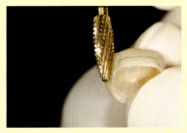

図55-d
曲面形態が付与できるように側面が膨らんだ形態のスタンプ・バーを使用して、低速回転でエマージェンス・プロファイル部をリカントゥアリングしている。（図はHORICO 1371）

Chapter 3　作製編　形態付与の実際

エマージェンス・プロファイル部のリカントゥアリング例から

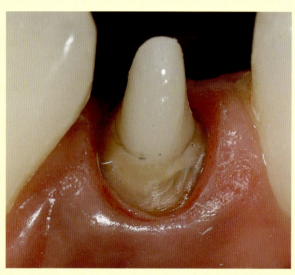

圧排糸を巻き、最終的な支台歯形成が終わったところ。圧排糸を巻くことで遊離歯肉部は外側、下方へ移動している。この状態でプロビジョナルのマージン部に即重レジンを追加し、リカントゥアリング（形態修正）を行う（P.59　図 53-c 参照）。

図 56-a

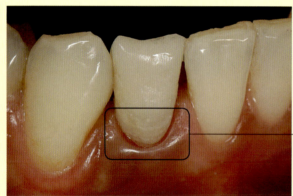

図 56-b

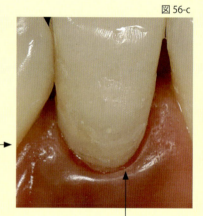

図 56-c

天然歯のエマージェンス・プロファイル形態の基準に基づいてリカントゥアリングされたプロビジョナルを装着すると、マージン部に隙間が見える。これはマージン部の豊隆が少ないということではなく、圧排糸によって外側に開いているからで、この隙間はこの時点で埋める必要はない（P.59　図 53-c 参照）。

この隙間はこの時点で埋める必要はない

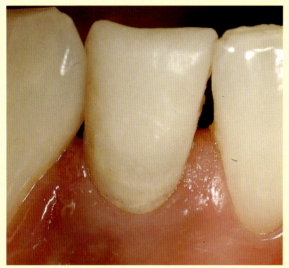

次回来院時、歯肉のスキャロップ形状は審美的になっており、歯肉とプロビジョナルとの隙間もなくなっている。

図 56-d

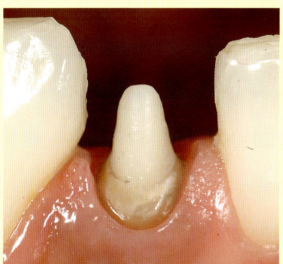

プロビジョナルを外してみると、歯肉に炎症は見られず、また審美的なスキャロップ形状が回復されている。適切なエマージェンス・プロファイル形態が付与されていると判断できる。この時点で炎症などが存在した時は、その部の豊隆形態をさらにリカントゥアリングし、次回来院時にチェックを行う。

図 56-e

Chapter 3　作製編　形態付与の実際

③ フィニッシュ・ライン部の位置が深い場合は、豊隆形態の確保を

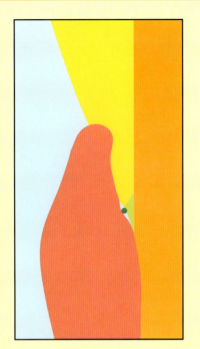 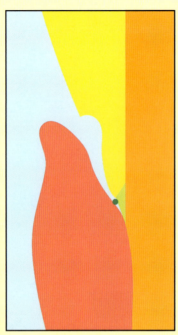 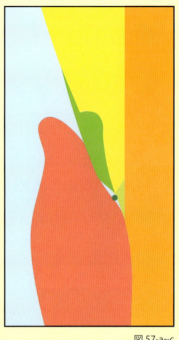

図 57-a〜c

フィニッシュライン部が深く設定されていると、圧排糸を巻いても、遊離歯肉は外下方に移動せず、逆に内側に倒れると考えられ、フィニッシュライン部にレジンを添加しても豊隆が足りなくなる。そのためグリーン面で示すようにさらにその部にレジンを添加し、豊隆形態を確保しなければならない。

フィニッシュライン部の位置が深い場合のリカントゥアリング

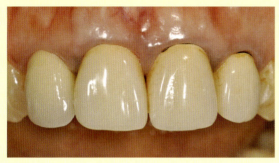

図 58-a

審美障害で中切歯、左上側切歯の再治療を行う。患者は清掃性に優れていたが、これらの部の炎症は残存している。
#3A エクスプロラーにて探査すると、フィニッシュ・ラインの位置が上皮付着を侵襲していることが強く疑われる。中切歯歯間部歯肉には、メタルタトゥーも見られる。

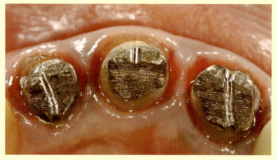

図 58-b

クラウンを外すとフィニッシュ・ライン部が見えないくらい深く設定されている。プロビジョナルを直接法で作製し、治療に入る。

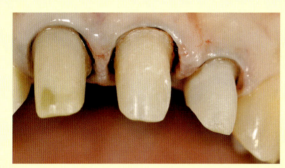

図 58-c

圧排糸を挿入し、直接法のレジンコア処置後。特に隅角部から隣接面部にかけて生物学的幅径の侵襲がひどく、フィニッシュ・ラインが歯肉縁下深い位置にあるが、審美性を考慮し、非外科での処置ですませたい。そのため、観察を続ける。炎症が消退しなければ外科を選択する予定にして、プロビジョナルのリカントゥアリングを行う。

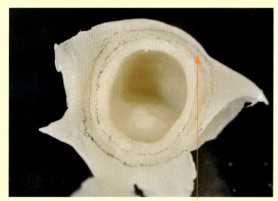

図 59-a　即重レジンで内面をウォッシュすると、特に隅角部から隣接面部において、遊離歯肉がフィニッシュ・ライン部に倒れこみ、エマージェンス・プロファイル形態が適正な形態よりも狭まっていることが確認できる。

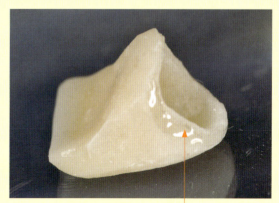

図 59-b

ダブルライニングした間の部分をこのようにフロアブルレジンで埋め、豊隆形態を付与する。

Chapter 3　作製編　形態付与の実際

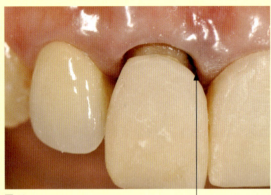

図 60-a

図 60-b

適正なエマージェンス・プロファイル形態をやや逸脱した形態になったが、この状態で次回、歯肉の反応を見ることにする。

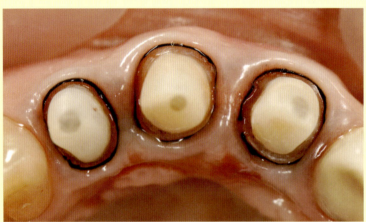

エマージェンス・プロファイル形態を修正し、炎症は消退し、フィニッシュ・ラインが明確になってきたと思われる。

図 60-c

④ 頬舌軸面歯肉縁下部の凸面豊隆の与え方

　エマージェンスプロファイルの頬舌面の凸面豊隆は、天然歯に観察されるものであり、自然な形態であると思われる。歯肉縁下にフィニッシュラインを設定すると、プロビジョナルの歯肉縁下に相当する頬舌面にはこの凸面豊隆を与えることが、組織の維持にとって重要であると考える。この周囲組織をサポートするような凸面形態（Tissue Supportable Contour）がないと、歯肉を維持する形態を失い、組織の維持（Tissue Retention）が難しくなる。

好ましくない形態	めざす形態①	めざす形態②

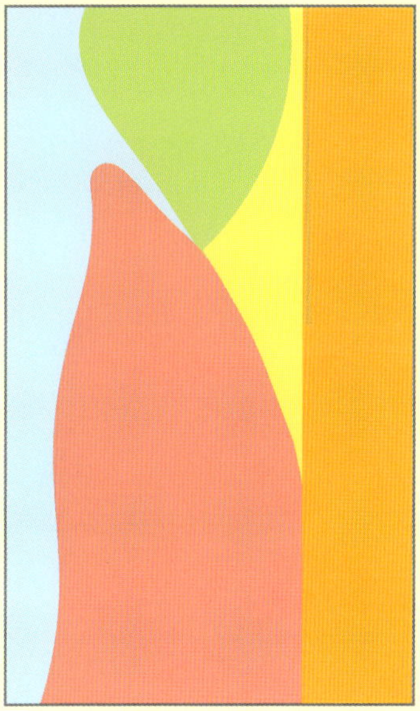

図61-a

この部の豊隆が少ないと適切な歯肉の維持する形態を失い、組織の維持（Tissue Retention）ができなくなる。
そのため最初のリカントゥアリングでは十分な凸面豊隆を与えておき（Tissue Supportable Contour）、その後、歯肉を評価しつつ、リカントゥアリングを行う方が有利である。

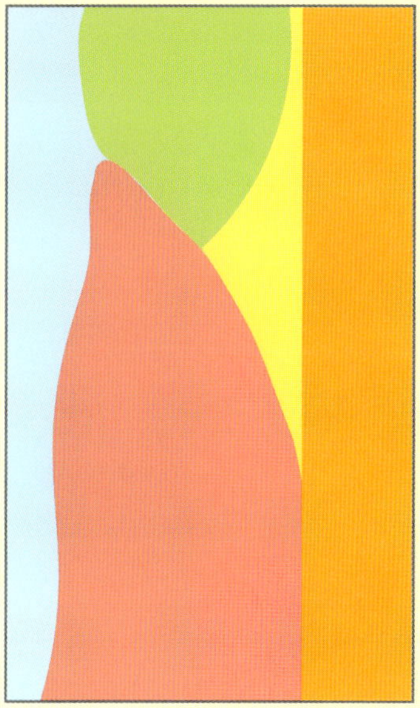

図61-b

歯肉内縁上皮を強く押しすぎず、緊密に凸面形状で接することをめざす。

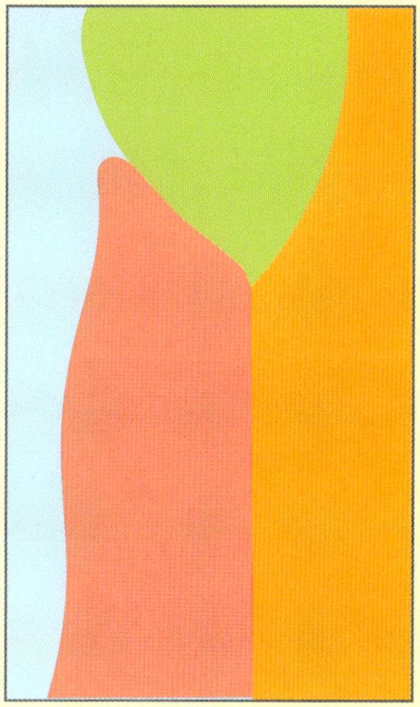

図61-c

フィニッシュ・ラインが根面上に設定されていても、頬舌面のエマージェンス・プロファイル形態は根面からストレートに立ち上がるのではなく、凸面にして歯肉内縁上皮に接するようにして遊離歯肉部の維持を図る方が組織の維持につながると考える。これに関しては筆者らの臨床的な実感であり、エビデンスはない。

Chapter 3 作製編 形態付与の実際

エマージェンス・プロファイル部、頬舌面歯肉縁下部の凸面豊隆の角度づけ

　エマージェンス・プロファイル部頬舌面の凸面形態（根面からエナメル質が立ち上がる豊隆部）は、臨床的マージン角度 (Practical Marginal Angle) とも呼ばれ、角度づけして表わされる。

　抜去歯の数は少ないものの、著者等と桑田正博先生との計測によると、その角度は歯種と部位、個々の歯によって変わるが、歯の長軸に対し、おおむね 10 ～ 30°になった。

　フィニッシュライン部を歯肉縁下に設定した時、マージン部からサービカルピークにかけて凸面豊隆を与え、意図的に組織の維持（Tissue Retention）を図るが、この時の臨床的マージン角度（P.M.A.）は、その最大値である 30°よりも大きな角度（40 ～ 45°くらい）で凸面豊隆に対応するのがよいと考える。なぜなら P.M.A. は根面から緩やかに立ち上がり、サービカルピークに向かうにつれ、涙滴状に膨らむからである（図 62 では青線で立ち上がり、赤線のように膨らむ）。

　P.M.A. を強めに与える利点は、凸面豊隆が強すぎて不適切であった時に技術的に煩雑になるレジンの追加添加などをすることなく、形態修正のみで対処できることである。

My Note

| 天然歯における P.M.A. は 10~30° | プロビジョナルに付与する P.M.A. は 40~45° |

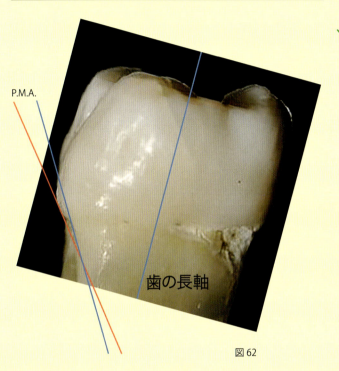

図62

天然歯における P.M.A. はおおむね 10~30°

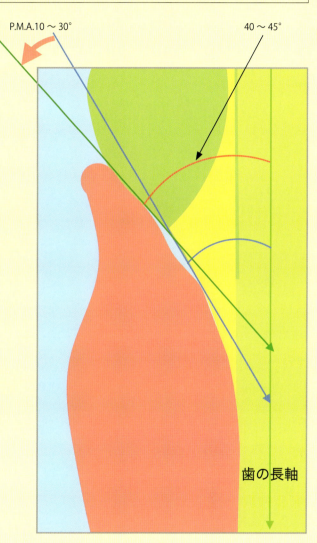

プロビジョナルに付与する P.M.A. はサービカル・ピークまでの豊隆形態を考慮し 40～45°程度（歯の長軸に対し）付与してもよいと考える。

Chapter 3　作製編　形態付与の実際

上顎前歯部、頰舌面の凸面豊隆の場合は…

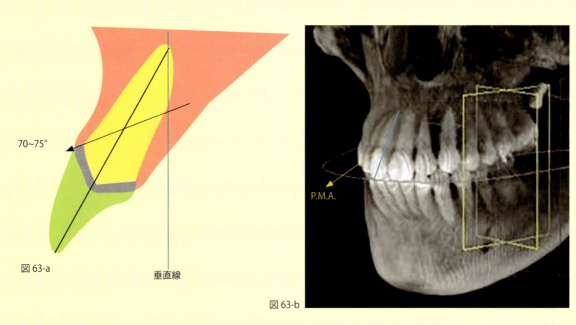

図63-a　　垂直線

図63-b

①上顎1番の長軸傾斜は30°、与える。P.M.A. を40〜45°と設定すると、エマージェンス・プロファイル部の凸面豊隆は垂直線に対して70〜75°程度となる。

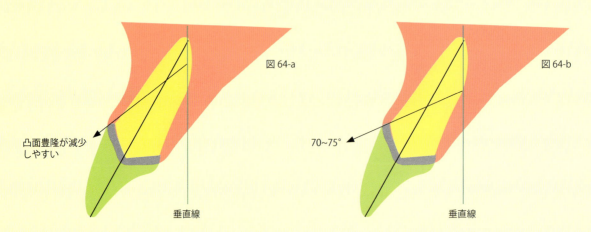

歯科技工士がクラウンを作製する際は、遊離歯肉部がトリミングされている場合が多い。そのためフィニッシュ・ライン部からの立ち上がり凸面豊隆が小さくなりがちである（図64-a）。図64-bのように垂直線から70〜75°くらいの角度をつけるようにする。

70

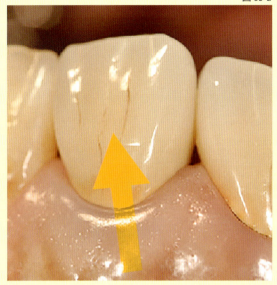

図65-a

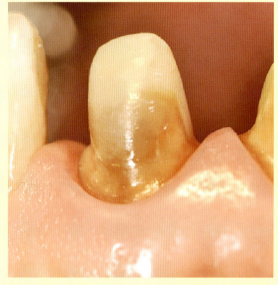

図65-b

②歯の生え際、頬側のエマージェンス・プロファイル部はまっすぐに萌出しているように見えるが、実際は根面からストレートではなく、装着された前装冠に適正な角度の凸面豊隆が付与されている。これにより審美的、かつ組織の健康維持が図られている。

③クラウンを外して観察すると、図65-bのようなクラウンが入るにはフィニッシュ・ラインから凸面形態の付与が必要であることがわかる。

④同写真を拡大したもの。頬側の歯肉内縁上皮が支台歯のフィニッシュ・ラインから大きな角度を持って開いているのがわかる。隣接面部の凹面（歯肉側から見れば凸面）と、頬側の凸面をつなぐ隅角部付近のストレートに近い形態もよく観察できる。

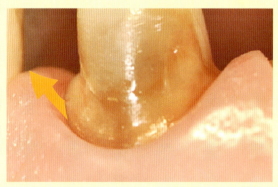

図65-c

Chapter 3　作製編　形態付与の実際

⑤ エマージェンス・プロファイル部凸面形態のリカントゥアリング

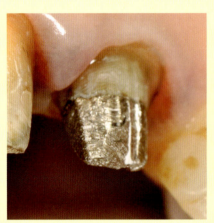

図 66-a

左上2番のクラウン症例。前医のフィニッシュラインは歯肉縁下深くに設定されており、炎症が認められる。メタルタトゥーも観察される。審美性を優先させて非外科処置を選択したいため、プロビジョナルで歯肉の炎症を観察する。

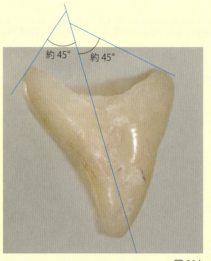

図 66-b

口腔内で作製されたプロビジョナル。歯の長軸方向から約45°の豊隆を頬舌面に与える。隣接面部は凹面、隅角部はストレート形態を付与している。

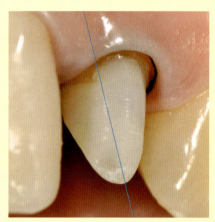

図 66-c

プロビジョナルにより、遊離歯肉部の適切なサポートが得られ、炎症は好転している。

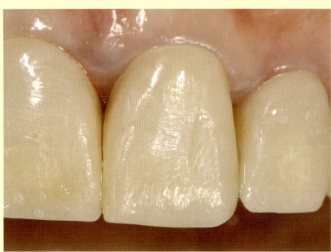

口腔内にプロビジョナルがセットされたところ。歯肉には炎症が認められない。プロビジョナルのマージン部は通常このようなリカントゥアリングを数回にわたって行うため十分な表面研磨は行うものの最終的には多少の汚れなどが存在するものであるが、歯肉縁下部のツヤ出し研磨は十分に行うことが望ましい。

図 66-d

72

臼歯部

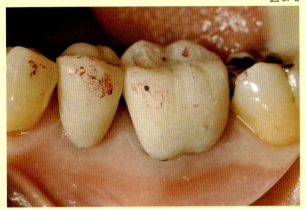

図 67-a

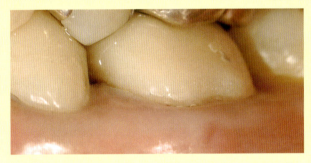

図 67-b

臼歯プロビジョナルのエマージェンスプロファイルの凸面形態。特に下図のマージン部から歯肉縁を抜けてサービカルピークに到るまでの凸面豊隆形態に注目されたい。また、プロビジョナルと言えども、咬合調整は顎機能の安定などを観察する意味においても重要で、図 67-aでは、削除調整が必要な、作業側偏心位での咬頭干渉などが確認できる。

Technical Advice

オーバー・エクステンションを避ける

　リカントゥアリングを行うとフィニッシュ・ライン部でプロビジョナルのマージンがフィニッシュ・ライン部を越えて根尖側にオーバーエクステンションしやすい。

　プロビジョナルのオーバーエクステンションは、歯肉のリセッションを起こしやすいとも言われているため、＃3Aエクスプロラーなどを使ってオーバーエクステンションのチェックを行う。フィニッシュ・ラインに適合したマージンが理想的であるが、オーバーエクステンションよりも、ショートマージンの方が安全であると考える。

My Note

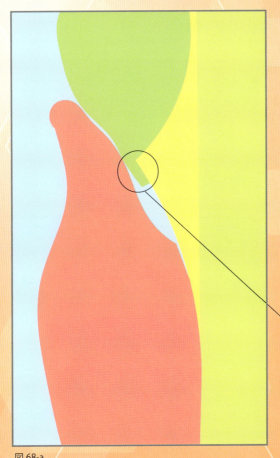

図68-a

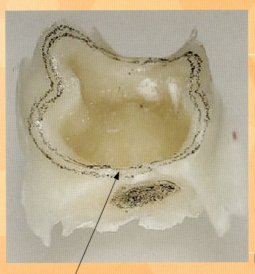

図68-b

マージン部のオーバーエクステンション

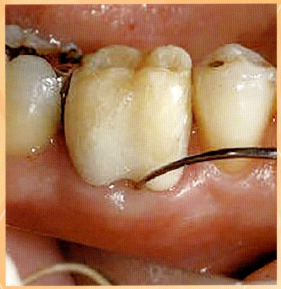

図68-c

マージン部がオーバーエクステンションしていないか、先端部を細くした#3Aエクスプロラーでチェックを行っている。

Chapter 3　作製編　形態付与の実際

症例で見る形態付与の流れ

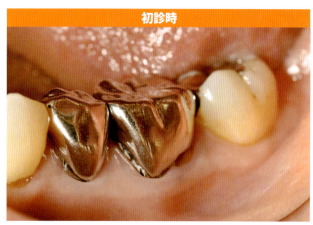

初診時

下顎5番、6番、頰側部にカリエスが確認されたため、治療をスタートする。クラウンを除去、不適切な支台歯形態を修正し、直接法でプロビジョナルを作製する。

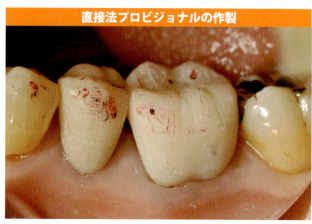

直接法プロビジョナルの作製

即重レジンを用いて、口腔内で直接法プロビジョナルの作製を行う。形態はスリープレーン・コンセプトの基準にのっとり作製されている。

プロビジョナル作製のための前準備
直接法プロビジョナルの作製

スリープレーンコンセプト
エマージェンス・プロファイル
咬合面形態付与

| 治療中 | | クラウンセット |

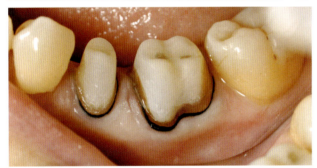

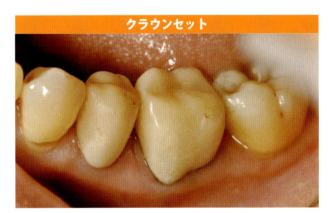

レジンコア処置後、約3カ月後のプロビジョナルの状態。リカントゥアリングを繰り返し来院時にチェックすることで機能性、審美性、歯肉の状態、清掃性、咬合面形態などが安定した状態になったと判断する。

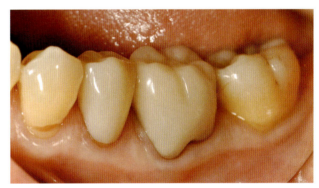

CAD/CAM クラウンセット時の状態。プロビジョナルとクラウンがほぼ同型であることに注意されたい。

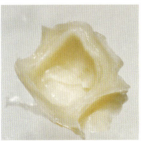

メタルコアを除去し根管治療を行う。頬側のカリエスが深く、歯質も非常に薄い状態が観察できる。臨床歯冠長増大手術を行う。その後、直接法でレジンコア処置を行う。これらのすべての治療処置中、最初に製作したプロビジョナルの内面をウォッシュしマージン位置を適合させ、リカントゥアリングを繰り返し行い、歯肉の反応を観察し、清掃性や咬合のチェックをしている。

| エマージェンス・プロファイル形態 |
| 内面のウォッシュ |
| リカントゥアリング |

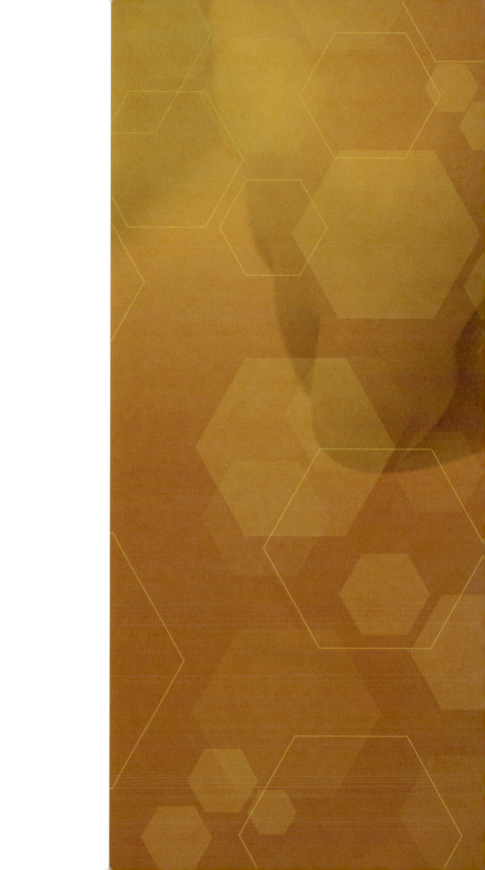

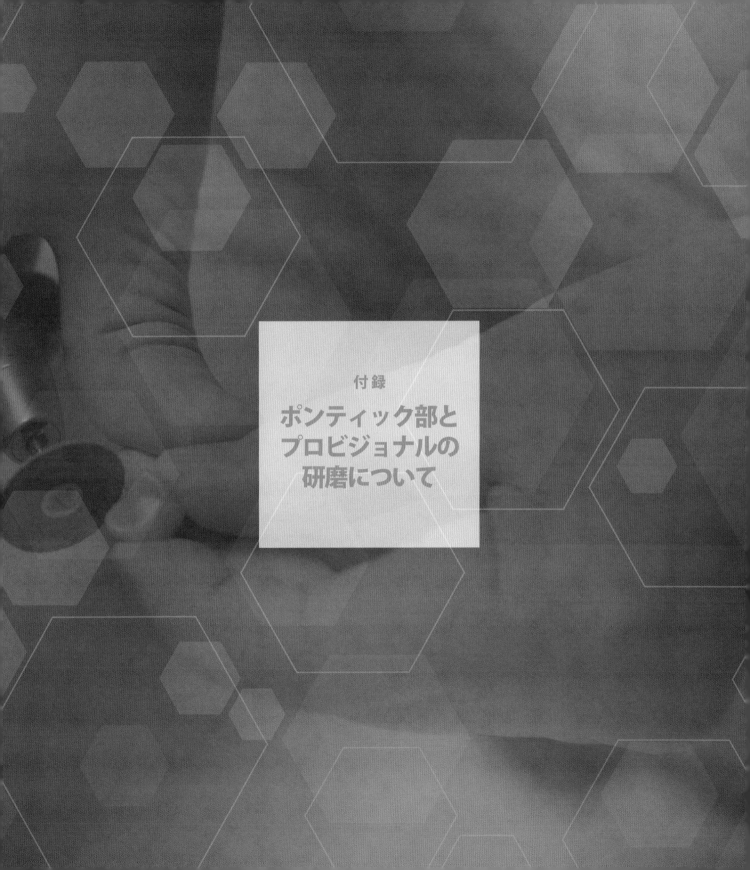

付録

ポンティック部とプロビジョナルの研磨について

付録　ポンティック部とプロビジョナルの研磨について

① ポンティック部の立ち上がりの凸面形態の与え方

　ブリッジにおいては、ポンティックの頬側軸面が歯槽堤と接する位置は、隣在歯に比べ長くなりがちになる。理由は、歯を喪失して陥凹形態になったポンティック歯槽堤にむけて、サービカル・ピークから隣在歯と傾斜角度を揃えて軸面形態を付与するためである。

　一般的な対処の仕方としては、本来あったと考えられる審美的な位置と形態のジンジバルスキャロップを歯槽堤に設定し、サービカル・ピークから、この設定した位置に向けて凸面豊隆を与えればよい。こうすることで、サービカル・ピークからの豊隆角度は支台歯に比べやや強くなるものの、隣在歯と調和のとれたポンティック形態となり、審美的かつ清掃性が向上する。

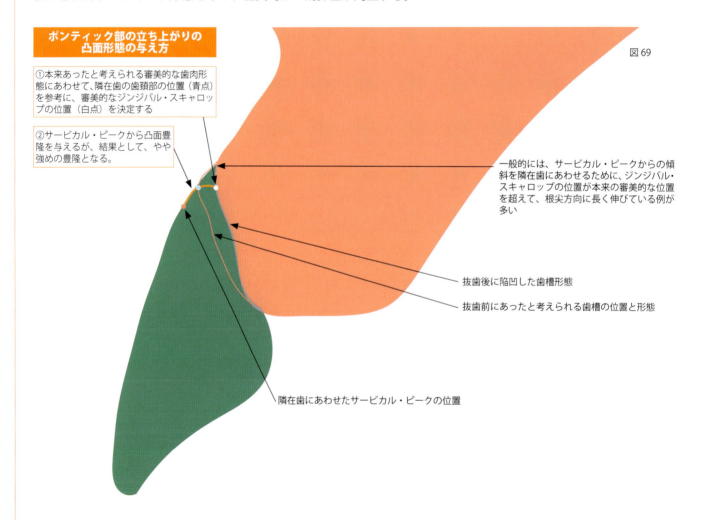

図69

ポンティック部の立ち上がりの凸面形態の与え方

①本来あったと考えられる審美的な歯肉形態にあわせて、隣在歯の歯頸部の位置（青点）を参考に、審美的なジンジバル・スキャロップの位置（白点）を決定する

②サービカル・ピークから凸面豊隆を与えるが、結果として、やや強めの豊隆となる。

一般的には、サービカル・ピークからの傾斜を隣在歯にあわせるために、ジンジバル・スキャロップの位置が本来の審美的な位置を超えて、根尖方向に長く伸びている例が多い

抜歯後に陥凹した歯槽形態

抜歯前にあったと考えられる歯槽の位置と形態

隣在歯にあわせたサービカル・ピークの位置

付録　ポンティック部とプロビジョナルの研磨について

② ポンティック部のジンジバル・スキャロップの位置

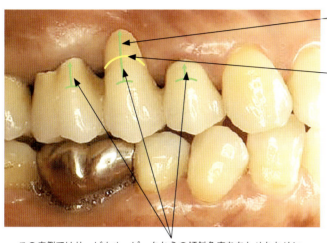

ポンティック部の歯槽形態は、骨の吸収により周囲に比べて陥凹するため、隣在歯に豊隆角度をあわせると（グリーン線）、その部のジンジバル・スキャロップ位置設定が下部になり、長くなりやすい。結果、清掃性は結果著しく落ちる。

隣在歯の歯肉縁の位置に調和した理想的なジンジバル・スキャロップの位置（黄色線）。この位置に設定するのが良い。

図70-a

この症例ではサービカル・ピークからの傾斜角度をあわせたために、ポンティックが長くなっていることがわかる。

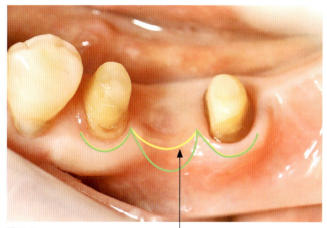

図70-b

理想的なジンジバル・スキャロップの位置と形態（黄色線）を決定し、サービカル・ピークから強めに強調した凸面形態を付与。

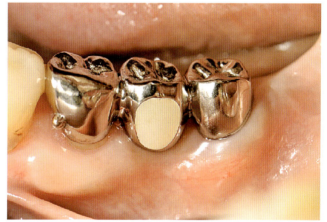

図70-c

付録　ポンティック部とプロビジョナルの研磨について

③ ポンティック部の基底面の形態

　ポンティック部基底面は、折衷案としてのモディファイド・リッジラップ・タイプを選択し、ポンティック基底面と歯肉は緊密に接触させる。歯槽頂をわずかに越えたあたりから、歯槽部の形態と調和のとれた、角度の鈍い舌側エンブレジャーを形成する。

　基底面接触部の形態は、清掃性に対応させるために、舌側にむけてエンブレジャーを広く開けた三角形に近い形にする。一般的に基底面はわずかに凹面になるが、基底面部の清掃性を考慮して凸面にする（オベイト・ポンティック）場合、歯肉の形成外科を行う。オベイト・ポンティックにすることで基底面は凸面となるため、フロスでの清掃が容易になり、清掃性は向上する。

My Note

付録　ポンティック部とプロビジョナルの研磨について

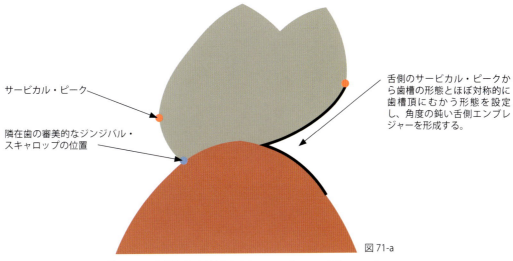

サービカル・ピーク

隣在歯の審美的なジンジバル・スキャロップの位置

舌側のサービカル・ピークから歯槽の形態とほぼ対称的に歯槽頂にむかう形態を設定し、角度の鈍い舌側エンブレジャーを形成する。

図 71-a

ポンティック部基底面は折衷案としてのモディファイド・リッジラップ・タイプ（Modified-Ridge-Lap-Type）を選択する。

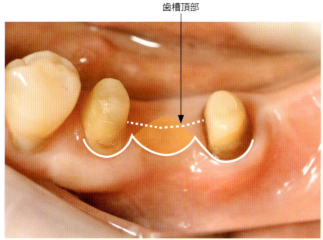

歯槽頂部

図 71-b　接触部の形態は、清掃性に対応させるために、舌側に向けてエンブレジャーを広く開け三角形に近い形にする。

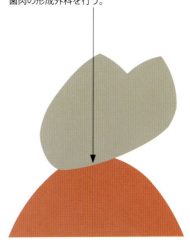

基底面部の清掃性を考慮して凸面にする（オベイト・ポンティック　Ovate Pontic）場合、歯肉の形成外科を行う。

図 71-c

④ プロビジョナルの研磨

　プロビジョナルの研磨の工程は、十分であることにこしたことはない。特にサブジンジバル部のプロビジョナルの表面の滑沢さは、プラーク・リテンションの回避にとって重要である。また審美性の回復も図れる。ここでは最低限の時間での研磨作業をあげておくが、これで十分ということではない。ご自身で使い慣れたものを選択されたい。

My Note

付録　ポンティック部とプロビジョナルの研磨について

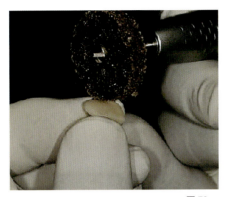

図 72-a

ファイバーパッドハード（秋山産業）を低速回転で使用。時間が十分にあればファイバーパッドソフトやシリコンポイント等でさらに目の細かな研磨作業を行う。

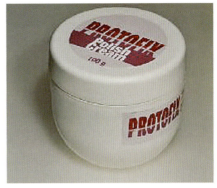

図 72-b

プロトフィックス・ポリッシュクリーム（ペントロン ジャパン）。

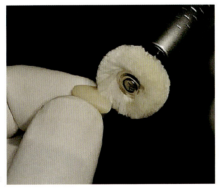

図 72-c

研磨剤をレーズやバフ、ポリッシングブラシ等につけて最終研磨（図は綿糸ポイント、ポリラピッド茂久田、研磨剤、プロトフィックス・ポリッシュクリーム　ペントロンジャパン）を行う。エマージェンス・プロファイル部は歯肉と接する部位であり、滑沢なつや出し研磨は重要である。

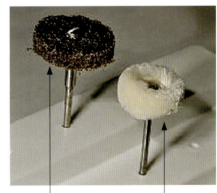

図 72-d

ファイバーパッド（ハード、ソフト）（秋山産業）。

綿糸ポイント（Polirapid 茂久田）。

本書の使用器材

　これはあくまでも筆者らが使用している器材であり、これでなければならないわけではない。プロビジョナルは、チェアサイドで作られるため、あまり多くの時間を割くことはできない。そのため、切削効率の良いものを必要最小限選択している。軸面形態用として、いくつかのスタンプバーを、ヒートレスホイールは、大きな面でカットする時に、ディスクは、エマージェンス・プロファイル部の隅角部から隣接面用に、フィッシャーバーは、咬合面に、ラウンドバーは、内面用に使用し、それぞれに太さの違うものを複数本用意している。より精度の高い形態をつけるためのカーボランダムポイントなど、術者の好みで選択してほしい。

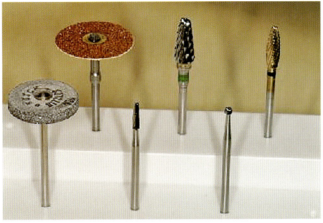

図 73-a

Moore Disc 7/8 garnet medium　Horico 194 220 060　Horico 1371

Heatless Wheel　ZIPPERER Carbide Bur HP 703L　ZIPPERER Carbide Bur HP 8

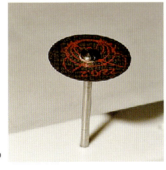

図 73-b

Motyl Separating Disc MOT-22/02 （ペントロンジャパン）。

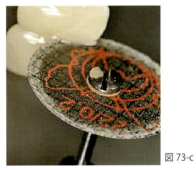

図 73-c

ポンティック部隣接面などのカットには、ディスクが割れにくいようグラスファイバー補強されたディスクが使いやすい。

87

【参考文献】

1) Dempster WT, Adams WJ, Duddles RA. Arrangement in the jaws of the roots of the tooth.J Am Dent Assoc. 1963; 67; 789-793.2

2) Kraus BS, Jordan RE, Abrams L. A Study of the Masticatory System Dental anatomy and occlusion. Williams and Wilkins, 1969; 223-228.

3) 上條雍彦. 日本人永久歯解剖学. アナトーム社, 1962.

4) 織田正豊, 赤井三千男, 三好作一郎, 東義景. 歯牙解剖　歯型彫刻. クインテッセンス出版, 1986

5) 高橋和人, 野坂洋一郎, 古田美子, 若月英三. 図説　歯の解剖学. 医歯薬出版, 1986.

6) 赤井三千男　編. 歯の解剖学入門. 医歯薬出版, 1990

7) 三好作一郎　編著. 簡明　歯の解剖学. 医歯薬出版, 1996

8) 桑田正博. 金属焼き付けポーセレンの理論と実際. 医歯薬出版, 1977. 20-21

9) 西川義昌, 桑田正博 編著, 歯界展望別冊 /Single crown provisional restorations ―天然歯形態の観察から始まる修復治療―. 医歯薬出版. 2010

10) 桑田正博. カラーアトラス セラモメタルテクノロジー1. 医歯薬出版, 1982. 45-62

11) 西川義昌, 桑田正博 編著, 歯界展望別冊 /Tooth preparation. 医歯薬出版. 2013 14-15, 26-40,44-49

12) Stein RS, Kuwata M. A dentist and a dental technologist analyze current ceramo-metal procedures. Dent Clin North Am. 1977; 21(4): 729-749.

13) 南昌宏, 山崎長郎. クラウンカントゥアの要件は歯肉のサポートにある. 補綴臨床. 医歯薬出版. 2001-11 14-15, 638-657.

14) Goodacre CJ. Designing tooth preparations for optimal success. Dent Clin N Am 48 2004; 359-385.

15) Tarnow D, Stall SF, Di Febo G. Soft and hard tissue wound healing following tooth preparation to the alveolar crest. Int J Periodontics Restorative Dent 1983:6:36-53.

16) Abrams L. Augmentation of the deformed residual edentulous ridge for fixed prosthesis. Compend Contin Educ Gen Dent. 1980 May-Jun;1(3):205-13.

17) Garber DA, Rosenberg ES. The edentulous ridge in fixed prosthodontics.Compend Contin Educ Dent. 1981 Jul-Aug;2(4):212-23.

18) Masahiro Kuwata. In personal communications.

19) Kim RL. In personal communications..

Profile

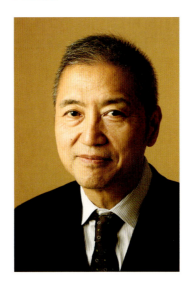

西川義昌（にしかわよしあき）

鹿児島県・すみよし歯科
・NMG 代表
・熊本 SJCD 顧問

『Biological Crown Contour 生体に調和する歯冠形態』（医歯薬出版）、
『Single Crown Provisional Restorations 天然歯形態の観察から始まる修復治療』（同）、
『Tooth Preparation』（同）、
『コンポジットレジン充填テクニック』（クインテッセンス出版）、
『The Basic Planes for Tooth Preparation』（同）
『Clinical Tooth Preparattion VISUAL 支台歯形成 - 前歯部編 -』
『Clinical Tooth Preparattion VISUAL 支台歯形成 - 臼歯部編 -』
（インターアクション株式会社）
など執筆・講演多数

CLINICAL PROVISIONAL RESTORATION
VISUAL プロビジョナル・レストレーション

2019 年 4 月 5 日　第 1 版第 1 刷発行
2020 年 12 月 20 日　第 1 版第 2 刷発行

著	^{にしかわ よしあき}西川 義昌
発行人	畑 めぐみ
装丁・本文デザイン	野辺隆一郎
発行所	インターアクション株式会社
	東京都武蔵野市境南町 2-13-1-202
	電話　070-6563-4151
	FAX　042-290-2927
	web　http://interaction.jp
印刷・製本	シナノ印刷株式会社

ⓒ 2019　インターアクション株式会社　　　　禁無断転載・複写
Printed in Japan　　　　　　　　　　　落丁本・乱調本はお取り替えします
ISBN 978-4-909066-15-2 C3047
定価は表紙に表示しています